CONTRIBUTION A L'ÉTUDE

DES

LOCALISATIONS OSSEUSES

DE LA SYPHILIS TERTIAIRE

DE L'OSTÉOMYÉLITE GOMMEUSE DES OS LONGS

PAR LE

Dr Michel GANGOLPHE

Ex-chef de clinique chirurgicale à la Faculté de médecine de Lyon.

PARIS

G. MASSON, ÉDITEUR

LIBRAIRE DE L'ACADÉMIE DE MÉDECINE

Boulevard Saint-Germain, 120, et rue de l'Éperon.

1885

CONTRIBUTION A L'ÉTUDE

DES

LOCALISATIONS OSSEUSES

DE LA SYPHILIS TERTIAIRE

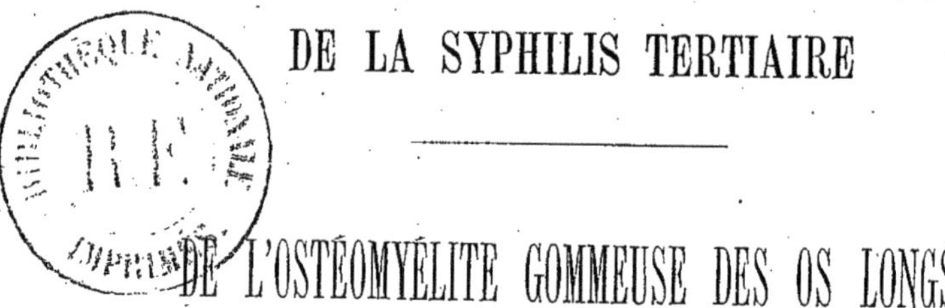

DE L'OSTÉOMYÉLITE GOMMEUSE DES OS LONGS

PAR LE

Dr Michel GANGOLPHE

Ex-chef de clinique chirurgicale à la Faculté de médecine de Lyon.

PARIS

G. MASSON, ÉDITEUR

LIBRAIRE DE L'ACADÉMIE DE MÉDECINE

Boulevard Saint-Germain, 120, et rue de l'Éperon.

1885

Lyon, Assoc. typ. — F. PLAN.

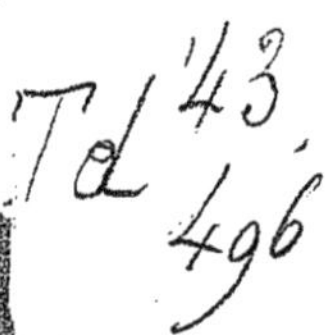

CONTRIBUTION A L'ÉTUDE

DES

LOCALISATIONS OSSEUSES

DE LA SYPHILIS TERTIAIRE

DE L'OSTÉO-MYÉLITE GOMMEUSE DES OS LONGS

Si les localisations osseuses ou articulaires de la syphilis tertiaire sont relativement bien connues au point de vue clinique, par contre, leur étude anatomo-pathologique est encore fort incomplète. Cette pénurie de pièces et de documents (ostéites du crâne et de la face mises à part), vraiment étonnante si l'on tient compte de la fréquence de la syphilis, est due sans doute à ce que l'on se borne à examiner à l'autopsie les régions qui, pendant la vie, étaient le siège de lésions évidentes, telles que suppuration, douleur, gonflement, etc. Aussi, tout en admettant que les lésions syphilitiques du fémur et de l'humérus sont incontestablement plus rares que celles des os du nez ou de la voûte palatine, nous croyons cependant qu'elles ont dû souvent passer inaperçues, à cause de l'examen incomplet des principales pièces du squelette (1).

(1) Sur un enfant de quatre ans, mort de méningite tuberculeuse et qui présentait en outre une ostéo arthrite tibio-tarsienne fongueuse, des tubercules pulmonaires et intestinaux, nous recherchâmes avec soin s'il n'existait pas quelque lésion latente du squelette. Nous trouvâmes, dans le col du fémur gauche, à cheval sur le cartilage de conjugaison, qui était en partie conservé, prêt à s'ouvrir dans la jointure, un noyau tuberculeux de la grosseur d'un haricot. Le reflet de la synoviale consti-

Notre mémoire a pour but d'attirer l'attention des observateurs sur ce point trop négligé de l'anatomie pathologique.

Nous avons réuni dans un premier chapitre une série de faits, remarquables surtout par les détails anatomo-pathologiques. Leur analyse nous a permis de tenter une description des lésions macroscopiques et histologiques de l'ostéomyélite gommeuse des os longs. — Dans le second chapitre, nous nous sommes occupés du rôle étiologique et pathogénique de l'ostéomyélite gommeuse dans les cas de fractures attribuées à la syphilis.

CHAPITRE Ier.

A) *Des lésions syphilitiques tertiaires des os longs.*

OBS. I. — *Fracture pathologique de la cuisse gauche. — Défaut de consolidation. — Érisypèle facial. — Mort par cachexie. — Lésions osseuses multiples très vraisemblablement syphilitiques.*

L..., 43 ans, peigneur de chanvre, entré le 26 mai 1881, salle Saint-Louis, n° 97, à l'Hôtel-Dieu, service de M. Létiévant.

Ce malade est admis pour une fracture sous-trochantérienne de la cuisse gauche Il y a environ un an, cet homme qui jusque-là avait joui d'une assez bonne santé, commença à ressentir quelques douleurs dans les épaules et les hanches. Ces douleurs rhumatoïdes devinrent si intenses il y a deux mois qu'il fut obligé de se mettre au lit. Il se levait depuis quelques jours lorsque, hier, dans la journée, marchant à l'aide de béquilles, l une d'elles vint à glisser et détermina la chute, cause de la fracture. A son entrée, nous constatons tous les signes d'une fracture sous-trochantérienne du fémur gauche. Le raccourcissement est de 5 à 6 centimètres. Le malade est immédiatement placé dans une gouttière

---

tuait seul un dernier obstacle au développement d'une arthrite secondaire; rien n'avait pu faire songer à ce foyer pendant la vie du petit malade et même à l'amphithéâtre, c'est seulement après avoir ouvert le col du fémur par un trait de scie parallèle à son grand axe que nous avons découvert cette lésion. Bien que ce fait ne se rapporte pas directement à la question qui nous occupe, nous croyons devoir le citer comme une preuve de l'utilité et de la nécessité de ces recherches nécroscopiques.

Bonnet ; appareil extenseur en diachylon. 70 jours plus tard, on examine le membre fracturé et l'on constate que la consolidation est très imparfaite. Le 110ᵉ jour, la consolidation paraît tout aussi imparfaite que précédemment. Mais, dans l'intervalle de ces deux examens, l'état général est devenu moins bon ; perte d'appétit, amaigrissement. Les douleurs, qui avaient presque disparu, se sont montrées de nouveau dans les membres supérieurs et dans les inférieurs. Impossibilité de fléchir la cuisse droite (saine) sur le bassin. La fracture est le siège d'une tuméfaction notable, se prolongeant par en haut et au côté interne de la cuisse. Légère douleur à la pression de la région tuméfiée. Œdème notable du membre inférieur gauche. Notons enfin une augmentation de volume appréciable des ganglions inguinaux des deux côtés et des ganglions cervicaux.

Le 6 octobre, le malade prend un érysipèle facial alors qu'il n'y en avait pas eu depuis plusieurs mois dans la salle.

Le 20 octobre, l'érysipèle est en voie de résolution. Desquamation peu abondante ; faiblesse extrême, anorexie absolue.

Le 22 octobre, l'affaiblissement a progressivement augmenté, le malode meurt sans fièvre, sans délire, dans un état cachectique des plus marqués.

Autopsie. Avant d'inciser les parties molles qui entourent le foyer de la fracture, nous constatons la persistance de la mobilité anormale. Le tissu cellulaire du membre inférieur gauche est infiltré. A la cuisse, autour de la fracture, il paraît épaissi, lardacé. Les muscles avoisinants ont perdu leur coloration, sont jaune-rougeâtres et paraissent collés au tissu fibreux qui entoure les deux fragments. Le couturier est complètement adhérent à sa gaîne aponévrotique, qui elle-même adhère au tissu voisin. Pas de suppuration.

La fracture, dont il est difficile de déterminer très exactement la direction en raison de l'altération de forme que présentent les extrémités des fragments, paraît avoir été oblique de haut en bas et de dehors en dedans ; le trait de fracture commençant en dehors à peu près à quatre travers de doigt au-dessous du bord supérieur du grand trochanter. Il existe un déplacement suivant la longueur assez marqué, le fragment inférieur est de plus dans une légère rotation en dehors. Le périmètre de la masse formée par les extrémités osseuses, le périoste épaissi et des débris d'insertion musculaire est d'environ 19 à 20 centimètres. La plus large part de cette volumineuse tuméfaction revient à des productions osseuses fournies par les extrémités fragmentaires. Le périoste très épaissi se détache facilement du tissu osseux sous-jacent. Il est impossible de distinguer le petit trochanter. Les extrémités osseuses en contact sont irrégulières, teintées en rouge foncé et formées par du tissu raréfié, spongieux, friable.

Sur une coupe à la scie, faite parallèlement au grand axe du fémur sur le fragment inférieur, nous distinguons les détails suivants : le canal médullaire du fragment inférieur, sur une hauteur de 8 à 9 centimètres, est remplacé par une cavité de forme assez irrégulière, anfractueuse, contenant une substance molle comme du mastic, variant de la couleur jaune rosé à la couleur jaune safran. En bas, cette cavité et cette substance cessent progressivement d'être distinctes : en haut, leur limite paraît être établie assez brusquement par le foyer même de la fracture. Les parois de cette cavité sont remarquables par l'irrégularité de leur épaisseur ; tandis qu'en certains points elles mesurent 2 centimètres, ailleurs elles atteignent à peine 2 millimètres.

A la partie postéro-externe de l'extrémité supérieure du fragment on peut facilement, à l'aide d'une épingle, percer la coque périostique et pénétrer au milieu de la substance dégénérée. A part la cavité principale, mais communiquant avec elle, il existe en outre dans l'intérieur des productions osseuses nouvelles d'origine périostique, des anfractuosités, d'étendue variable, remplies de substance jaunâtre. Au niveau même de la fracture, les lésions sont plus diffuses, moins tranchées.

Afin d'examiner commodément le fragment supérieur, nous incisons la capsule et sectionnons les attaches musculaires et tendineuses. Il existe une hypertrophie marquée des ganglions inguinaux qui sont fermes, durs et non suppurés. En ouvrant l'articulation coxo-fémorale, nous voyons sortir une certaine quantité de sérosité purulente roussâtre ; le rebord cotyloïdien est érodé, le fibro-cartilage est détaché dans les points correspondant à ces érosions. La partie du fragment supérieur intermédiaire à la fracture et à la base du col est augmentée de volume par suite de la formation d'un tissu osseux nouveau, spongieux et friable. Le col du fémur présente d'assez nombreuses érosions ; le tissu fibreux qui le recouvre est épaissi, vascularisé. Le cartilage diarthrodial est un peu terne, mais ne présente pas de perte de substance. Des coupes portant sur la tête et le col du fémur démontrent l'extension de l'ostéite sur toute la longueur. Dans la tête fémorale existent plusieurs petites portions osseuses, nécrosées, jaunâtres.

L'articulation du genou gauche est alors ouverte ; elle est remarquable par son état de sécheresse. On dirait que l'on a vigoureusement et longuement essuyé les cartilages articulaires, afin de leur enlever leur humidité et leur éclat habituels. Pas la moindre goutte de synovie.

Nous procédâmes alors à l'examen du squelette, afin de savoir si les lésions constatées étaient uniques ou s'accompagnaient de semblables productions pathologiques. Notre attente ne fut pas trompée. Le fémur droit et les os des deux jambes nous parurent ne rien présenter d'anormal. L'articulation fémoro-tibiale droite et les deux tibio-tarsiennes étaient absolument saines ; mais l'articulation coxo fémorale droite contenait une petite quantité de pus (ou du moins de sérosité purulente) analogue à celui que nous avons trouvé à gauche.

Le fond de la cavité cotyloïde était érodé en plusieurs points ; le cartilage était enlevé en deux ou trois points comme par des coups d'ongle.

Les os des deux avant bras, les articulations du poignet, du coude et de l'épaule des deux membres supérieurs n'offraient rien de particulier. L'humérus droit était le siège de lésions remarquables. Au centre de la tête humérale droite existait une masse blanc jaunâtre, diffuse, à bords mal limités, mais entourée par une zone vascularisée, rougeâtre. La substance jaune infiltrait le tissu osseux, mais celui ci ne s'était pas résorbé, n'avait pas disparu comme dans le tissu dégénéré du canal médullaire du fémur gauche. Le tissu osseux était néanmoins manifestement raréfié. La lésion présentait à peu près les dimensions d'une pièce d'un franc. Intégrité du cartilage articulaire.

La moelle diaphysaire de l'humérus gauche présentait en un point comme une tache jaune, gélatiniforme, de la largeur d'une pièce de cinquante centimes, sans qu'il y ait, du reste, d'autres signes d'altérations pathologiques.

Un examen sommaire des os de la main et du pied nous a montré qu'ils étaient intacts.

Viscères. Les poumons étaient absolument sains ; il existait cependant quelques adhérences anciennes à la base du poumon gauche.

L'estomac et l'intestin ne parurent pas altérés.

Rien à signaler du côté du foie, des reins ; la rate présentait quelques points très nets de périsplénite.

Le système vasculaire, cœur et gros vaisseaux, parut sain.

Testicules et épididymes : Pas de traces de tubercules ou d'autres lésions.

Vessie et prostate normales.

Il nous a été impossible, à notre grand regret, d'examiner le reste du système osseux (crâne, colonne vertébrale, bassin), le sujet ayant été enlevé par suite d'un malentendu ; nous ne pouvons, par la même raison, fournir aucun renseignement sur l'état du cerveau et de ses enveloppes.

Examen histologique. — Nos recherches ont porté sur la substance caséeuse du canal médullaire fémoral, ainsi que sur la lésion observée dans l'épiphyse humérale droite.

1° *Substance caséeuse du fémur.* Un grand nombre de coupes pratiquées sur divers points de ce tissu, durcies par des passages successifs dans la gomme et l'alcool, puis colorées au picro-carmin, nous ont donné toujours les mêmes résultats. Il paraît essentiellement constitué par deux éléments anatomiques principaux : une trame réticulée à mailles assez larges, très fine, et des cellules rondes, petites, à noyau à peine coloré. Le tissu fibrillaire, adénoïde, d'autant plus grêle que l'on se rapproche davantage du centre de la lésion, présente une épaisseur plus considérable vers la périphérie. Ces mailles sont remplies par une sorte de détritus granuleux et par un très grand nombre de petites cellules arrondies dont la vitalité paraît très faible, étant donnée l'insuffisance, souvent même l'absence de coloration de leurs noyaux. Moins abondant à la périphérie, le détritus granuleux y cède la place à ces petits éléments cellulaires, tandis que çà et là apparaissent quelques rares capillaires remplies ds fibrine et de globules sanguins altérés. Nulle part de folli·cules tuberculeux nl de cellules géantes.

2º Examen d'une tranche de l'épiphyse humérale droite décalcifiée dans l'acide picrique; durcissement et coloration par la méthode ordinaire. Le cartilage diarthrodial et le tissu spongieux sous-jacent, sur une épaisseur de 7 à 8 millim., paraissent normaux : plus profondément, les vésicules adipeuses des espaces médullaires ont fait place à des cellules arrondies, petites, assez peu colorées : les lamelles osseuses, si régu·lières dans la couche précédente, commencent à présenter des lacunes caractéristiques de l'ostéite raréfiante. Des capillaires très nombreux, inégalement dilatés, les uns vides, les autres pleins de globules sanguins et de fibrine coagulée, sillonnent cette région dont la coloration était nettement rosée sur la pièce fraîche. La richesse vasculaire de cette zone est des plus remarquables; toutefois, si les capillaires y présentent des dimensions véritablement colossales, leur structure reste extrêmement simple : ils ne paraissent formés que d'une tunique endothéliale. Sur aucune de nos coupes, nous n'avons observé de vaisseaux à enveloppes plus complexes. Cette disposition anatomique nous rend compte de leurs dilatations irrégulières, variqueuses et des nombreux foyers hémorrhagiques, situés dans leur voisinage, disséminés comme eux dans les mailles d'un réticulum fibrillaire, fibreux même sur quelques points. A la périphérie surtout, ce tissu (analogue à celui que nous avons observé dans le fémur) constitue çà et là comme des broussailles qui servent de nœuds aux mailles du réseau. Du reste, tantôt les fibrilles paraissent émaner en s'irradiant du pourtour d'un capillaire, tantôt une lamelle osseuse en voie de destruction paraît leur servir de point de départ.

Certaines de nos coupes dans lesquelles les éléments cellulaires ont été chassés par les manipulations ressemblent à s'y méprendre, n'étaient les lamelles osseuses qui persistent encore, à des préparations de ganglions lymphatiques chroniquement enflammés. Vers le centre de la lésion, les lamelles osseuses se couvrent de lacunes et disparaissent progressivement. Il en résulte la formation de grands espaces médullaires, traversés par le réticulum décrit, remplis d'éléments cellulaires de nature et d'importance diverses. Constitués en grande partie par les petites cellules décrites précédemment, ces éléments comprennent en outre quelques cellules plus volumineuses, granuleuses, distribuées irrégulièrement, arrondies ou légèrement fusiformes. Il existe enfin des globules sanguins plus ou moins altérés et quelques fines gouttelettes graisseuses.

Tout à fait au centre, les vaisseaux sont extrêmement rares, les lamelles osseuses réduites à l'état de vestige. La plupart des cellules sont dégénérées, granuleuses, incolores ; le réticulum existe encore, mais est très délié. Ajoutons que sous le périoste de la région du col anatomique, dans le voisinage des lésions, existaient un assez grand nombre de cellules cartilagineuses groupées à la surface du tissu osseux.

En somme, il s'agit de lésions osseuses multiples qu'il est impossible de rapporter à un type connu de tumeur ou à la tuberculose ; ces lésions ont évolué sourdement, se manifestant seulement par des douleurs *rhumatoïdes*, puis l'une d'elles a déterminé une fracture du fémur qui mérite l'épithète de pathologique, car il est pour le moins exceptionnel de voir un adulte se fracturer la cuisse en glissant sur un parquet. L'aspect extérieur des portions osseuses malades (porosité, vermoulures, tunnels intra-osseux), leur sécheresse malgré l'intensité et étendue des altérations, ne rappellent en rien les désordres produits dans le squelette par les processus tuberculeux. L'envahissement des épiphyses, du cartilage diarthrodial et de l'articulation, l'intégrité des viscères suffiraient à eux seuls à écarter l'idée d'une dégénérescence cancéreuse ou sarcomateuse. Ajoutons que l'examen histologique des tissus morbides nous a permis d'éliminer complètement l'hypothèse d'une tumeur maligne et celle de tuberculose. La ressemblance que présentent ces lésions avec celles rapportées plus loin, et d'une manière plus générale avec les caractères anatomiques attribuées aux gommes par les auteurs, permet, au contraire, de songer à leur nature syphilitique. M. le professeur Pierret a bien voulu, avec son obligeance habituelle, examiner quelques-unes de nos préparations ; à son avis, il s'agit bien là d'un syphilome osseux : telle est aussi l'opinion que nous croyons pouvoir soutenir malgré l'insuffisance des renseignements cliniques et le défaut de la constatation de la cicatrice caractéristique. Nous ne pouvons mieux faire pour appuyer cette assertion que de citer les faits dans lesquels la syphilis étant nettement reconnue, les altérations étaient semblables à celles que nous avons observées.

Obs. II. — *Lésions syphilitiques osseuses et viscérales multiples. Accidents cérébraux. Fracture pathologique de l'humérus droit. Coma. Mort.*

X..., 61 ans, est amené par les gardiens de la paix à l'Hôtel-Dieu le 18 avril 1884. Admis dans un service de médecine, il passe ensuite dans le service de M. D. Mollière, chirurgien-major de l'Hôtel-Dieu. Au dire des personnes qui l'ont amené, cet individu aurait eu une attaque et se serait cassé le bras en tombant. Pendant son court séjour dans le service, il n'est jamais sorti du coma dans lequel il était plongé depuis son entrée, et a succombé le 22 avril sans avoir présenté de phénomènes particuliers. Il présentait de l'œdème des membres inférieurs et du scrotum. M. D. Mollière, à l'obligeance duquel nous devons les quelques renseignements qu'il a été possible d'obtenir, présenta à la Société des sciences médicales (séance du 23 avril) les pièces suivantes recueillies à l'autopsie du sujet. Voici la relation de cette communication (*Lyon Médical*, 6 juillet 1884) :

« M. D. Mollière présente les pièces anatomiques d'un homme de 61 ans, mort quelques heures après avoir été reçu dans son service à l'Hôtel-Dieu. On constata chez ce malade une fracture du bras et de l'œdème des membres inférieurs. Il mourut sans avoir repris connaissance. On n'a pas de renseignements. L'autopsie a révélé des lésions syphilitiques multiples. Le cœur est couvert de plaques laiteuses sans lésions valvulaires. Poumons sains, foie petit, ratatiné, présentant à sa surface des cicatrices étoilées. Reins scléreux. Le crâne présente des ostéites multiples, ainsi qu'une gomme aboutissant presque à la perforation de la voûte crânienne. Les méninges sont adhérentes à la substance grise. Chez ce malade, la syphilis ne paraît pas douteuse ; on voit sur la verge la cicatrice indélébile d'un chancre induré ; sur le thorax, une vaste cicatrice serpigineuse. »

M. le professeur R. Tripier, auquel nous avions rapporté peu de temps auparavant les détails de notre première observation, estimant que cette autopsie pourrait nous être utile, fit transporter les restes du sujet au laboratoire d'anatomie pathologique et les mit à notre disposition. Qu'il veuille bien agréer l'expression de notre vive reconnaissance.

Avant d'indiquer les lésions osseuses latentes si intéressantes que l'examen complet du squelette nous a révélées, nous croyons devoir ajouter quelques détails relativement à l'état des viscères. L'estomac et l'intestin tout entier ne présentaient pas d'altération. La vessie et la prostate étaient normales. Testicules et épididymes paraissaient sains. Le cerveau adhérant en certains points aux méninges était ramolli, diffluent, mais ne contenait pas d'abcès ni de foyers hémorrhagiques. Bulbe et cervelet intacts. Rien à la base du crâne.

Humérus droit. (Siège de la fracture.) A 10 centimètres au-dessus de l'épicondyle, trait de fracture oblique de haut en bas, de dehors en dedans et d'arrière en avant : les extrémités des fragments sont amincies et paraissent atteintes d'ostéite raréfiante. Autour de la fracture, dans l'épaisseur des muscles, nombreux foyers hémorrhagiques.

Chaque extrémité fragmentaire, sur une hauteur de 1 cent. 1/2, présente une moelle rougeâtre, indurée ; toutes deux sont réunies par un lambeau de périoste très épais, qui se décolle facilement, mais en emportant de petites masses osseuses, nombreuses, irrégulières.

Sur une coupe parallèle au grand axe de l'os, on voit les néoformations périostiques s'étendre sur une hauteur de 15 centimètres pour le fragment supérieur, de 3 cent. pour l'inférieur. Au niveau de la fracture, l'os nouveau n'est pas très éburné, mais présente cependant une assez grande résistance : le périmètre de l'humérus dans l'endroit le plus volumineux dépasse de 2 cent. le périmètre de l'humérus gauche pris dans un point correspondant. Les couches d'origine périostique sont remarquables par l'irrégularité de leur consistance. Éburnées sur quelques points, elles sont ailleurs creusées de lacunes remplies d'une substance caséeuse molle, jaunâtre, qui perforent également l'os ancien et en diminuent la résistance. Le canal médullaire a disparu presque complètement sur le fragment au voisinage de la fracture, il est seulement indiqué par des espaces lacunaires plus considérables. A 3 ou 4 centimètres plus loin, le canal reparaît avec des caractères presque normaux. Ces diverses lésions permettent d'attribuer à la fracture la dénomination de pathologique, bien que nous soyons mal renseignés sur l'intensité du choc qui l'a déterminée.

Épiphyses normales.

Articulations du coude et de l'épaule saines.

Humérus gauche. Pas de lésions. Pas de différence de longueur avec l'humérus droit.

Fémur droit. Désirant nous assurer de l'intégrité du système osseux ou de l'existence possible de quelque lésion latente, nous continuâmes nos recherches. L'œdème des membres inférieurs, la couche musculaire épaisse des parties supérieures des deux cuisses, l'absence de cicatrices... ..... n'attiraient nullement l'attention sur les fémurs. Le fémur droit, dé-pouillé en grande partie des tissus environnants, présente des altérations très étendues. Le périmètre de l'os (y compris quelques fibres muscu-laires et le périoste), pris au niveau du petit trochanter, mesure 18 cent. 1/2. Cette tuméfaction se continue en s'atténuant jusqu'à 27 cent. 1/2 au-dessous du bord supérieur du grand trochanter. Le col et la tête fé-morale paraissent intacts. Le tissu musculaire avoisinant est jaune rou-geâtre et adhère beaucoup au périoste sous-jacent. Ce dernier, très épaissi, se sépare facilement du tissu osseux en certains points ; ailleurs, parti-culièrement au voisinage du grand trochanter, on ne peut le détacher qu'à grand'peine. De sa face profonde se détachent d'épais trousseaux fibreux qui s'enfoncent dans les orifices creusés à la surface de la diaphyse. Arrondis ou ovalaires, de 3 à 10 millim. de diamètre, ils forment comme des vestibules dans lesquels viennent s'ouvrir de nombreux petits canaux. Ce détail est bien indiqué pl. II. A part ces trous, il existe des dépres-sions et des petites saillies ostéophytiques. Sur une coupe parallèle au grand axe du fémur passant par la base du col, on se rend bien compte de ces divers détails.

L'os ancien et l'épaisse couche d'os nouveau sont raréfiés, parcourus par des tunnels de divers calibres qui font largement communiquer là substance molle sous-périostique avec la masse centrale. Ce sont les ori-fices de ces tunnels intra-osseux que l'on voit à l'extérieur. L'épaisseur de l'os nouveau est très variable ; dans certains points, il a 2 cent., ail-leurs 3 et même 3 cent. 1/2. Il y a une raréfaction très marquée à la base du col. Le canal médullaire est irrégulièrement dilaté et forme à sa partie supérieure une cavité de 5 à 6 cent. de hauteur et d'un diamètre de plus d'un cent. et demi en certains endroits. Sur les coupes fraîches, toutes les dépressions sous-périostiques, les lacunes intra-osseuses, la cavité centrale paraissent remplies d'un tissu plus résistant que la moelle nor-male, d'une coloration grisâtre. En certains points, cette substance est légèrement rosée ; on voit manifestement des travées fibreuses solides, résistantes, sillonner la cavité précitée.

Pas de lésions dans la hanche ni dans le genou du côté correspondant.

Fémur gauche. Le fémur gauche présente comme le droit une aug-mentation de volume considérable. Le périmètre, pris au niveau du petit trochanter, donne 17 centimètres. Cette hyperostose s'étend du bord supérieur du grand trochanter à 18 ou 19 centimètres plus bas. Les muscles avoisinants sont indurés, gris-rougeâtres et fortement adhérents au périoste. Ce dernier est difficilement détaché de l'os sous jacent dont il n'est pas séparé par une substance quelconque. La surface extérieure de la diaphyse présente des saillies ostéophytiques, quelques dépressions, mais il ne reste plus que des vestiges des orifices qui paraissent avoir existé sur le fémur gauche comme sur le droit. On ne voit plus que des dépressions arrondies, assez peu nombreuses, du reste, et qui ne permettent pas de faire pénétrer un crin ou un brin de paille de l'extérieur aux parties profondes. L'os ancien et l'os nouveau ne sont pas raréfiés, mais éburnés ; c'est à peine si deux ou trois lacunes apparaissent sur une coupe pratiquée parallèlement au grand axe de l'os. Dans la partie hyperostosée, le canal médullaire est irrégulièrement rétréci, et loin de se prolonger en se dilatant jusqu'à la base du col, comme celui du côté droit, il disparaît complètement à 5 centimètres au-dessous du bord supérieur du grand trochanter. La résistance de l'os est considérablement augmentée.

Articulations de la hanche et du genou gauche saines. L'examen des autres os des membres supérieurs et inférieurs ne nous a rien révélé de particulier.

La colonne vertébrale et le bassin nous ont paru intacts. Le sternum, les clavicules et quelques côtes n'ont pas présenté de lésions gommeuses. Il en a été de même des os courts des mains et des pieds examinés sommairement.

Examen histologique. L'examen histologique de la substance qui remplissait la cavité signalée sur le fémur droit nous a donné des résultats à peu près constants, quel que soit le point sur lequel les fragments ont été pris. C'est à peine s'il existait quelques traces de dégénérescence caséeuse. La moelle était surtout remarquable par sa vascularisation, sa richesse en tissu fibreux. Ce dernier formait de véritables bandes qui cloisonnaient la cavité principale. Les cellules adipeuses étaient peu nombreuses, remplacées par des cellules embryonnaires et du tissu conjonctif très net. Les vaisseaux ne présentaient nulle part d'altération. La moelle recueillie sur le fémur gauche était presque entièrement formée de vésicules adipeuses et ne différait en rien de la moelle normale. Pour plus ample informé et bien que la nature des altérations constatées sur ce sujet ne nous ait pas paru douteuse, nous avons examiné la substance caséeuse jaunâtre recueillie sur l'humérus droit au point de vue de l'existence des bacilles tuberculeux. Résultat négatif.

Les pièces, les préparations et les dessins se rapportant à nos deux observations ont été présentés à la Société des sciences médicales de Lyon (30 avril 1884).

En résumé, les recherches que nous avons entreprises sur ce sujet nous ont révélé : 1° *la nature pathologique de la*

*fracture de l'humérus ou du moins l'altération profonde
de l'os au niveau de la solution de continuité et dans son
voisinage ; 2° l'existence de lésions extrêmement étendues
des deux fémurs que rien ne faisait soupçonner.*

Il nous paraît rationnel d'interpréter différemment les
processus observés sur les divers os : tandis que l'humérus
et le fémur droits présentaient des lésions en voie d'évolution ou tout au moins non guéries, le fémur gauche paraît
avoir été le siège d'un travail réparateur évident. Loin d'être
raréfié, cet os était éburné, augmenté de volume, de densité et de ténacité. Les tunnels étaient réduits à l'état de
vestiges et le tissu qui les remplissait était constitué par des
travées fibreuses et des cellules adipeuses.

B). Notes bibliographiques. — Observations.

L'analogie que présentent entre eux ces deux faits ressor-
tira encore plus évidente si l'on parcourt les quelques observations d'ostéomyélite et d'ostéopériostite gommeuse que
nous avons pu recueillir dans les ouvrages tant français
qu'étrangers. La littérature syphiligraphique abonde en documents sur les lésions syphilitiques des os du crâne, de la
face, des extrémités digitales ; sur les lésions héréditaires
infantiles ; mais les travaux qui touchent à la question qui
nous occupe sont peu nombreux, comme on peut en juger
par cet aperçu bibliographique.

Dans un travail publié en 1858 sur la syphilis constitutionnelle *(Virchow's Archiv.* 15 Bd.), Virchow insiste peu sur
l'ostomyélite gommeuse, et, tout en admettant l'exactitude
des descriptions de Ricord *(Clinique iconographique.* Paris,
1851, pl. 28, 39 *bis)*, reconnaît n'avoir jamais eu l'occasion
d'observer de pareilles lésions à l'état frais. Une note addi-
tionnelle au *Traité de la syphilis constitutionnelle* (1862)
nous apprend, toutefois, qu'il a vu un cas d'ostéomyélite
gommeuse très étendue du tibia, avec hyperostose périphé-
rique et une modification de la moëlle ressemblant entièrement à l'inflammation gommeuse des autres organes. Dans

un autre cas (tibia), il aurait rencontré une hyperostose simple, remarquable « *en ce que les couches de nouvelle formation, formées par le périoste, étaient d'abord sclérotisées, ensuite poreuses, raréfiées, formant une élévation décolorée, une espèce d'atrophie excentriqae difficile à reconnaître au premier abord* »,

Rokitansky (1) (1861), Forster (2) (1863), Meier (3) (1871), admettent l'existence possible de productions gommeuses dans les os longs.

Siegmünd (4) (1872) pense que le processus gommeux peut se développer aussi bien sous le périoste que dans la profondeur de l'os et déterminer de l'hyperostose, de la carie, de la nécrose ou bien guérir par résorption ; le diagnostic d'ostéite gommeuse doit être fait avec réserves sur le vivant.

D'après Lancereaux (5) (1873), tout porte à croire que les productions gommeuses de la cavité médullaire des os sont plus fréquentes que ne permet de le penser le petit nombre de faits connus, et si on les observe rarement, cela tient évidemment à la négligence qu'on apporte en général dans l'examen anatomique du tissu osseux.

Les ouvrages de Zeissl (6) (1876), Orth (7) (1876), Baumler (8) (1876), ne contiennent aucun fait nouveau.

Dans ses leçons sur la syphilis (1879), M. Cornil établit les divisions d'ostéopériostite et d'ostéomyélite gommeuse pouvant être chacune ou circonscrite ou diffuse ; mais sa remarquable description ne vise pas les localisations de la syphilis tertiaire sur les os longs.

Enfin, M. Jullien, dans son *Traité pratique des maladies vénériennes* (1879, p. 867), reconnaît que l'évolution de la

(1) *Lehrb d. path.* An. III, Bd., p. 254.
(2) *Spec. path.* An., p. 899.
(3) *Lehrb. d. path.* An., p. 329.
(4) *Pitha und Billroth*, p. 242.
(5) *Traité hist. et pratique de la syphilis.*
(6) Grundriss. *d. Syphilis.*
(7) *Compend. d. path.* An.
(8) *Syphilis.* Ziemssen.

gomme est moins connue dans l'intérieur des os, et particulièrement des os longs, et signale à cette occasion les faits
de Ricord *(loco citato)*.

Nous avons intentionnellement éliminé de cet aperçu
bibliographique, pour les grouper en un seul faisceau, les
diverses observations anatomiques qui peuvent servir à établir nettement l'existence et les caractères de l'ostéomyélite
gommeuse.

Obs. I. Ricord (*Traité complet des maladies vénériennes. Atlas
iconographique. Pl. 28 bis*).

Syphilide tuberculeuse, iritis, accidents secondaires ; périostose, ostéite,
dégénérescence plastique du tissu musculaire et de la substance médullaire. Accidents tertiaires.

Les lésions osseuses signalées dans cette observation portaient sur les
diverses pièces du nez et du palais, et enfin sur les deux tibias. A droite,
le périoste tibial était épaissi, dégénéré, couleur d'ocre comme le tissu
musculaire avoisinant ; l'os était plus volumineux, la moelle était ferme,
de couleur jaunâtre. A gauche, le périoste très adhérent était difficilement détaché de l'os sous-jacent ; après l'avoir enlevé on distinguait sur
le tissu osseux de la face antérieure du tibia un cercle légèrement saillant dont la circonférence était formée par de petits tubercules formant
sur l'os un léger relief. « On dirait que la surface du tibia dans ce point
a été le siège d'un travail morbide analogue à celui qui a eu lieu sur la
peau, quand les syphilides s'y dessinent en cercle dont le centre est
formé par la peau saine. » L'os, scié au niveau de ces altérations, présente une hypertrophie au niveau de son tissu ; ses cellules sont plus développées, le *canal médullaire paraît un peu dilaté*, la *moelle* y a subi
cette transformation dure, *jaunâtre*, décrite plus haut.

Obs. II. Ricord (*loc. cit.*, pl. 39 *bis*).

Rupia proéminent, récidives, cicatrisation et plus tard tuberculisation
des cicatrices, sarcocèle syphilitique, exostoses, accidents cérébraux ;
accidents secondaires tardifs et tertiaires.

« Les deux radius qui avaient été le siège de douleurs ostéocopes très
violentes et d'exostoses présentaient à leur partie inférieure une hypertrophie très remarquable. Le radius droit offrait à un pouce au-dessus de
son extrémité inférieure un renflement assez considérable pour faire
croire dans le premier moment à une ancienne fracture mal consolidée.
En l'examinant attentivement, on ne tardait pas à s'apercevoir qu'il y
avait là une *hypertrophie avec développement des canalicules osseux*.

L'os était plus rouge et plus poreux que partout ailleurs. Le *corps médullaire était durci, jaunâtre,* et rappelait l'aspect et la consistance du lard rance. Le radius gauche était hypertrophié de la même manière, mais dans une étendue beaucoup plus considérable. Toute sa moitié inférieure était envahie. »

Obs. III. Thierfelder (*Atlas der pathol. Hist.* 1876. Taf. XXIX.)

Thierfelder décrit un fait intéressant d'ostéomyélite syphilitique. Il s'agit d'une femme de 25 ans qui entra à l'hôpital pour un psoriasis syphilitique palmaire et plantaire, et qui succomba à une affection aiguë de quelques jours de durée. A l'auptosie, périostite ossifiante ancienne sur un tibia *avec foyer jaunâtre* (plus loin l'auteur dit jaune rosé), *gros comme une noisette dans la moelle osseuse;* endocardite diffuse très marquée sur les valvules aortiques ; embolies du rein et de la rate.

La figure 2 montre une coupe du foyer caséeux médullaire ; le centre est formé de cellules ayant subi la dégénérescence graisseuse ; quelques-unes ont formé un détritus granuleux. Les cellules, un peu plus grosses que les globules blancs, présentent à leur périphérie un noyau à peine teinté par le carmin. Entre elles existe une masse finement granuleuse qui est moins une substance intercellulaire qu'une sorte de détritus cellulaire. Plus en dehors, on trouve une zone irrégulière de petites cellules ; sur certains points persistance de quelques éléments normaux de la moelle (vésicules adipeuses). La prolifération cellulaire diminue progressivement à la périphérie ; on y trouve quelques vaisseaux, la plupart capillaires, et de grosses vésicules adipeuses. Les globules blancs sont très nombreux au voisinage des vaisseaux ainsi que les globules rouges. Il est à croire qu'ils sont sortis par diapédèse et non par suite de ruptures vasculaires.

L'observation suivante, publiée dans la thèse de M. Méricamp (*Des arthropathies syphilitiques.* Paris, 1882), a été recueillie dans le service de M. Fournier. Il s'agit d'un fait remarquable de lésions syphilitiques osseuses et articulaires multiples offrant de très grandes analogies avec nos deux observations personnelles. Les détails cliniques ont été publiés dans la thèse de M. Dureuil (1881) ; nous les passons sous silence, désirant nous occuper seulement des lésions constatées à l'autopsie. Notons, cependant, que cette malade s'était fracturé la clavicule en faisant le simple mouvement de tirer son drap à elle. Il y eut pseudarthrose.

Obs. IV. Méricamp (*loc. cit.* Th.). — *Lésions osseuses et viscérales multiples; pseudo - tumeur blanche syphilitique du coude.*

Lésions osseuses. « Radius gauche. Immédiatement au-dessus de l'épiphyse est une *cavité* de 3 cent. de hauteur, de 2 cent. de largeur d'avant en arrière , *cavité irrégulière à prolongements multiples et remplie d'une matière pulpeuse couleur jaune d'or.* Si on laisse dessécher la pièce, on s'aperçoit que cette cavité est *partagée en trois cavités secondaires par deux lames de tissu fibreux,* l'une dirigée d'avant en arrière, l'autre reliant cette première lame à la paroi inférieure de l'excavation. Le reste de la diaphyse est atteint d'ostéite condensante, mais sans éburnation ; tout à fait à l'extrémité supérieure, le tissu est même fragile à tel point qu'il s'est fragmenté au moment de la section pratiquée avec beaucoup de précautions et au moyen d'une scie très fine , au niveau de l'épiphyse et même au-dessus le périoste a ses caractères normaux. Mais à 4 cent. au-dessus de l'extrémité articulaire , il s'épaissit au point d'acquérir 2 millimètres d'épaisseur et au niveau de la partie antéro-supérieure du fragment diaphysaire sectionné, en ce point fragile que nous avons signalé est sous le périoste un foyer pulpeux hémorrhagique, et le tissu osseux correspondant est rouge, vasculaire, piqueté. »

Genou gauche. . . . . . Le cartilage fémoral, dans sa partie articulaire avec la rotule, est lobulé à la façon des foies atteints de cirrhose atrophique.....

Tibia , rotule, intacts.

Fémur. « Le canal médullaire imparfaitement limité à son extrémité inférieure et se prolongeant dans un tissu manifestement morbide *est rempli d'une matière pulpeuse, semi-fluide, couleur jaune-rouillée. Il est très dilaté.* Au fur et à mesure qu'on se rapproche de l'extrémité articulaire , le tissu diaphysaire compact se double à sa face profonde de lamelles de tissu osseux, les unes longitudinales, les autres transversales formant un véritable quadrillage , et se réticulant, se raréfiant d'autant plus qu'on se rapproche de l'axe de l'os au niveau duquel elles n'existent plus.

Ces lésions sont plus accentuées à la face postérieure qu'à la face antérieure de l'os. A l'extrémité inférieure de l'os, on constate ce qui suit : plus rien de ce tissu réticulé dense et si admirablement feutré de l'épiphyse normale. En arrière, c'est une fine lame de tissu compact; en avant, c'est une couche d'ostéite condensante de plus de 1 cent. d'épaisseur, répondant aux altérations cartilagineuses signalées précédemment. Au-dessus du cartilage articulaire et dans l'os, un foyer de 1 cent. 1/2 de diamètre, limité en avant par la couche épaisse d'ostéite condensante, en bas par une lame irrégulière, anguleuse et non arrondie, comme cela existe normalement dans le tissu osseux. Ce foyer se continue directement avec le canal médullaire dilaté et prolongé. Il est rempli d'*une substance pulpeuse jaune d'or*, non plus rouillée, mais se continuant de proche en proche avec elle ; cette substance est soutenue *et parcourue par une trame conjonctive légère.....»*

Coude gauche. Surfaces articulaires du cubitus et du radius normales. « L'humérus, au contraire, est remarquablement malade et de toutes les parties constituantes ou avoisinantes de l'articulation du coude, c'est lui seul qui paraît atteint. Il a sensiblement sa forme normale, mais il est plus volumineux que d'habitude ; la diaphyse est épaissie et l'épaississement de l'os se continue jusqu'à l'épicondyle et l'épitrochlée, qui, eux, ne sont nullement altérés. Il en résulte que les bords interne et externe de l'extrémité inférieure de l'humérus sont mousses, arrondis, au lieu d'être tranchants, et que la cavité olécrânienne est exagérée. La forme de la diaphyse est régulière et sensiblement lisse ; cependant, en y regardant de près, on voit qu'elle est légèrement mamelonnée ; de plus, sur le bord interne, à 5 cent. environ de l'interligne articulaire du coude, on trouve une saillie piquante, exostosique, à pointe dirigée en bas, et à côté d'elle est une rangée de petites rugosités dentées ; on en trouve d'autres çà et là. Le périoste qui le tapisse a ou paraît avoir ses caractères normaux ; on le décolle avec facilité. Une fois le périoste enlevé, l'os se présente avec les caractères extérieurs de l'ostéite condensante. On aperçoit, en outre, deux lésions spéciales situées, l'une sur le bord externe de l'os, l'autre à sa face postérieure.

Sur le bord externe de l'os, à 10 cent. environ de l'épicondyle, on trouve entre le périoste et l'os, et sur une étendue de 3 cent. environ, en allant de haut en bas, de 1 cent. 1/2 d'avant en arrière, une *couche de matière pulpeuse jaunâtre.* Lorsqu'on râcle cette matière caséeuse, on constate *que l'os sous-jacent est creusé de vacuoles, de cellules,* les unes régulières, les autres irrégulières ; les unes superficielles, les autres, au contraire, pénétrant à 4 millimètres de profondeur. L'os est rugueux à ce niveau (carie sèche de Virchow). De même, la face postérieure de l'os, au niveau de son tiers moyen, est creusée de *cavités ;* mais elles sont loin d'être irrégulières ; *au contraire, arrondies, ellipsoïdes, à bords mousses. Ces orifices, au fond du conduit osseux, figurent assez bien ou les orifices de la paroi interne de la caisse du tympan ou ceux du vestibule osseux, ou ceux de la partie profonde du conduit auditif interne.* Ostéite condensante, densité extrême de l'os. Ce qui est intéressant, c'est que, *dans l'épaisseur de l'os,* séparée du bord postérieur par une lame de tissu compact dont l'épaisseur varie suivant les points de 2 à 6 millimètres, est une *cavité allongée* commençant à 4 cent. de l'interligne articulaire du coude. Elle se dirige de bas en haut parallèlement au grand axe de l'os ; elle a 5 cent. de hauteur, 7 à 8 millimètres de diamètre transversal ; irrégulière, elle envoie de droite à gauche de *petits prolongements.*

Cette cavité intra-osseuse communique librement avec des orifices que nous avons signalés à la partie postérieure de l'humérus, et par sa moitié supérieure elle correspond à l'altération osseuse signalée sur le bord externe de l'os ; *plusieurs des vacuoles superficielles communiquent avec la cavité centrale.* Cette cavité contient de la *matière pulpeuse jaunâtre*, mais elle contient surtout du tissu fibreux ; elle est cloisonnée par des bandes d'un tissu fibreux épais, à direction longitudinale, qui, chose singulière, sort de cette cavité par les orifices où les conduits qui les font communiquer avec l'extérieur tapissent ces orifices et ces conduits pour venir en fin de compte s'attacher à la face profonde du périoste.....

Extrémité articulaire inférieure : La lamelle osseuse qui sépare la cavité coronoïde de la cavité olécrânienne est rugueuse, amincie, perforée, détruite même par places.....

Le condyle huméral est constitué par un tissu aréolaire d'une fragilité extrême. La trochlée humérale est en grande partie détruite, représentée seulement par ses parties externe et interne fracturées, mobiles (probablement fractures post mortem).

Clavicule droite et sternum ; articulation sterno-claviculaire : La clavicule est ma'ade dans sa totalité, d'où la fracture spontanée de la partie moyenne de l'os. Les lésions sont particulièrement profondes au niveau du fragment interne ; là, l'os est tellement fragile, mince, qu'on peut le traverser avec une épingle ; entre le périoste épaissi et la face antérieure du fragment interne est une *rigole remplie de matière pulpeuse jaune.*

La première pièce du sternum (complètement soudé à la deuxième pièce et aussi à la première côte) est aussi atteinte que la clavicule. Elle est comme soufflée ; ce ne sont que saillies mousses et dépressions, et, tant à la face antérieure qu'à la face postérieure, sont plusieurs cryptes tapissées par un périoste épaissi et renfermant une matière jaune, pulpeuse, caséiforme . . . . . Une coupe dirigée obliquement à travers la première pièce du sternum fait constater que le sternum est atteint d'ostéite condensante ; il est épaissi et presque aussi dur que l'ivoire.

Examen histologique (pratiqué par M. Leloir). Par dissociation et râclage, on constate la présence (dans le produit caséeux, enchâssé dans l'extrémité inférieure au radius) d'un grand nombre de petits éléments ronds dont le noyau apparaît plus ou moins nettement sous l'influence de l'acide acétique, un grand nombre de cellules atrophiées et granuleuses ; quelques éléments fibrillaires, quelques débris de lamelles osseuses altérées, une grande quantité de granulations dont un certain nombre sont des granulations graisseuses.

Extrémité inférieure du radius (pièces durcies dans gomme et alcool, colorées au picro-carmin).

Coupes minces, parallèles ou perpendiculaires au grand axe de cet os et intéressant le foyer caséeux et le tissu environnant sont ainsi constituées :

1° Par l'os malade et atteint d'*ostéite raréfiante* très prononcée;

2° Par une masse néoplasique constituée par de *petits éléments cellulaires plus ou moins altérés*, englobés dans une substance d'apparence vaguement fibrillaire, des cellules embryonnaires encore vivantes des vaisseaux altérés ;

3° Par une bande de *tissu fibreux* englobant sur une certaine étendue les parties osseuses atteintes d'ostéite et le néoplasme.

Étudions séparément ces diverses parties :

1° Les travées osseuses qui entourent plus ou moins le néoplasme, ainsi que quelques travées persistant encore au centre de ce néoplasme et constituant un séquestre minuscule, présentent les lésions les plus nettes de l'ostéite, en particulier au niveau des points où elles avoisinent le néoplasme.

Les espaces médullaires, les canaux de Havers sont agrandis et remplis de cellules embryonnaires; les lamelles sont plus ou moins érodées ; les corpuscules osseux s'ouvrent et laissent s'échapper leurs cellules. A mesure qu'on se rapproche du néoplasme, les lamelles osseuses tendent à disparaître et les boyaux remplis de cellules embryonnaires s'ouvrent les uns dans les autres.

2° C'est par la confluence et l'abouchement de ces boyaux que paraît se former le néoplasme central. S'il constitue au centre de l'os malade une masse volumineuse arrondie, il n'en envoie pas moins des prolongements plus ou moins volumineux entre les portions osseuses altérées, prolongements dont un certain nombre se perdent en se continuant avec le tissu fibreux de nouvelle formation. A un faible grossissement, *le tissu néoplasique paraît constitué par des cellules rondes ou légèrement fusiformes, semées dans une substance vaguement fibrillaire;* à la périphérie, tendance à la transformation en tissu fibreux véritable; au centre, aspect caséeux. Cette partie-là est constituée par des cellules très petites subissant la désagrégation moléculaire. *Nulle part de cellules géantes.*

Les vaisseaux contenus dans le néoplasme sont ou bien relativement sains ou bien fortement altérés, ce qui est le cas pour la plupart d'entre eux. Les uns sont obstrués par des cellules endothéliales proliférées et des globules blancs altérés; leurs parois sont plus ou moins épaissies, sclérosées. D'autres présentent des parois tellement sclérosées que toute trace de lumière vasculaire a disparu. Tout à fait à la périphérie, le néoplasme se transforme graduellement en un tissu fibreux dense contenant encore çà et là quelques îlots de cellules embryonnaires.

Extrémité inférieure du fémur : Le tissu osseux du condyle présentait des signes évidents d'ostéite raréfiante, mais pas d'îlot néoplasique circonscrit. En certains points, ostéite condensante. Du côté des cartilages articulaires, signes de chondrite.

Il nous reste à signaler une série d'observations intéressantes publiées en mai 1882 par M. Chiari (de Prague) dans le journal d'Auspitz et Pick (1). Il recueillit sa première observation en 1876, à la clinique de Siegmund, et commença dès cette époque à examiner le squelette des sujets atteints de syphilis acquise ancienne. Sur 27 cas, 9 fois il trouva des lésions, et cependant il n'a pu sur tous les sujets faire un examen complet du système osseux : aussi pense-t-il que les gommes centrales médullaires des os longs sont plus fréquentes qu'on ne le croit habituellement ; qu'elles sont le plus souvent multiples et qu'il n'est pas rare qu'elles restent à l'état latent pendant la vie et qu'on les découvre pour la première fois seulement à l'autopsie.

Voici ces neuf observations.

Obs. V. Chiari (1876). — Femme de 59 ans. Diagnostic clinique : Mal de Bright chronique ; hydropisie ascite ; érysipèle.

Autopsie. Erysipèle du membre inférieur droit et de la moitié droite du dos, développé autour d'un ulcère syphilitique de la région antérieure de la jambe. Cicatrices, fistules conduisant sur l'os à la partie interne du coude droit. Tuberculose des sommets. Léger épaississement de la valvule mitrale. Cirrhose hépatique. Rate, reins amyloïdes, scléreux. Dans le tissu cellulaire et les muscles, au niveau du coude, gomme à centre caséeux. Cavités globuleuses dans les tubérosités humérales communiquant avec les fistules. Foyer gros comme une noisette dans le canal médullaire de la moitié inférieure de la diaphyse : gommes des tubérosités plus fermes ; le noyau huméral mou avec centre dégénéré.

Obs. VI. Id. (1876). — Homme de 31 ans. Diagnostic clinique : Syphilis acquise invétérée.

Autopsie. Hyperostose diffuse crânienne · gommes pharyngiennes, palatines. Tuberculose ancienne du sommet droit. Néphrite diffuse. Cicatrice sur la couronne du gland. La moitié inférieure de la diaphyse radiale gauche est épaissie, comme boursouflée. A ce niveau, noyau médullaire gros comme une noix, pâle, communiquant avec l'extérieur de l'os par trois ouverture cloacales, de la grosseur d'un pois; trois fistules venaient s'ouvrir près du poignet. Le noyau était formé du tissu conjonctif, de cellules rondes très nombreuses avec substance intercellu-

(1) *Dermatologie und Syphilis. Zur Kenntniss der gummœser Osteomyelitis in den langen Rœhrenknochen.*

laire, muqueuse. Ostéite raréfiante ; dans le voisinage, ostéite condensante.

Obs. VII. Id. (1878). — Homme de 52 ans. Diagnostic clinique : Néphrite chronique.

Autopsie. Ancienne cicatrice bilatérale inguinale. Pneumonie lobulaire. Endartérite ; athérome. Foie cirrhotique. Néphrite granuleuse.
Dans l'extrémité supérieure du canal médullaire de l'humérus gauche
(qui ne présentait aucune modification extérieure), noyau gros comme
un haricot, formé de tissu conjonctif mou, avec centre dégénéré circonscrit.

Obs. VIII. Id. (1878). — Femme de 60 ans. Diagnostic clinique : Syphilis invétérée.

Autopsie. Syphilis du nez. Cicatrices, papules sur les parties génitales
externes. Cicatrices autour du coude gauche. Hyperostose crânienne
avec périostite gommeuse et pachyméningite externe. Tuberculose chronique du larynx, poumon, péricarde, iléon, trompe, utérus et de la
8e vertèbre dorsale. Dans le canal médullaire des deux tibias et d'un
fémur et d'un humérus, plusieurs gommes, quelques-unes grosses comme
des noix, à structure fibrillaire (*Gallertig-fibrœser*), avec caséification
centrale.

L'analyse histologique montre un tissu fibrillaire riche en cellules
provenant d'une prolifération graduellement décroissante de la moelle
avoisinante. Pas de tubercules miliaires.

Obs. IX. Id. (1878). — Homme de 41 ans. Diagnostic clinique :
Marasme et syphilis.

Autopsie. Cicatrices pigmentées de la face et cicatrice du gland. Hyperostose crânienne, avec épaississement du périoste. Foyers emboliques
du cerveau. Athérome ; épaississement de la valvule mitrale. Pneumonie
lobulaire gauche. Ancienne tuberculose des sommets. Ulcération tuberculeuse de l'iléon. Dans le canal médullaire du tiers inférieur de la diaphyse du fémur droit, un peu épais à ce niveau, deux foyers gélatineux
gros comme des noisettes. Les deux tibias présentent une hyperostose
externe, sans noyaux centraux.

Obs. X. Id. (1878). — Femme de 33 ans. Diagnostic clinique : Myélite
aiguë.

Autopsie. Myélite aiguë diffuse avec foyers hémorrhagiques. Hépatite
gommeuse. Néphrite granuleuse. Dans le canal médullaire de l'extrémité
inférieure du fémur droit, noyau gros comme une noisette avec centre
caséeux.

Obs. XI. Id. (1878). — Femme de 45 ans. Diagnostic clinique : Rétré-
cissement syphilitique du larynx.

Autopsie Syphilis du nez. Cicatrices spécifiques du pharynx, larynx, trachée. Pneumonie croupale des deux lobes inférieurs. Dans le canal médullaire du tibia droit, dans ses deux extrémités supérieure et inférieure, plusieurs foyers circonscrits, blanc-jaunâtres, formés de tissu fasciculé avec centre dégénéré.

OBS. XII. Id. (1879). — Femme de 34 ans. Diagnostic clinique : Néphrite chronique.

Autopsie. Perforation ancienne guérie de la cloison. Encéphalite chronique des deux hémisphères cérébelleux. Cirrhose du foie avec gommes. Rate, reins amyloïdes. Dans le canal médullaire et le tissu spongieux des deux fémurs, nombreux petits foyers gros comme des noisettes, quelques-uns plus petits, formés de tissu inflammatoire : quelques-uns d'entre eux présentaient de la caséification centrale. Dans le tissu spongieux, ostéite raréfiante.

Ostéophytes aiguës disséminées sur la surface extérieure des deux os. Dans le canal médullaire du tibia droit, noyau cicatriciel rayonné, gros comme un pois.

OBS. XIII. Id. (1882). — Homme de 34 ans. Chancre du gland en 1876. En 1878, douleurs ostéocopes sur divers os ; en 1880, gomme de la jambe droite ; en 1881, orchite chronique double.

Diagnostic clinique : Tuberculose pulmonaire. Carie du tibia droit, tuberculeuse ou syphilitique.

Autopsie (février 1882). Vieilles cicatrices du front, de l'épaule gauche, du coude gauche, de l'aine droite, du pénis et des deux jambes.

Hyperostose du frontal (table externe); épaississement du nerf optique droit. Tuberculose chronique du poumon, larynx, trachée, de l'iléon. Cicatrice radiée hépatique. Orchite gommeuse bilatérale. Dans la moelle et le tissu spongieux des deux tibias, nombreux foyers, quelques-uns gros comme des œufs de pigeon, myxomateux à centre dégénéré. Foyer analogue dans l'épiphyse inférieure du tibia droit avec mobilisation du séquestre : l'ulcération malléolaire correspondait à cet endroit nécrosé. Légère hyperostose extérieure des deux tibias.

L'analyse histologique montre qu'il y avait un tissu muqueux formé de cellules, les unes fusiformes, les autres étoilées. Les lamelles osseuses comprises dans le foyer présentaient de l'usure lacunaire. Dans les limites du foyer, cellules adipeuses très épaisses, très nombreuses ; au contraire dans la moelle avoisinante, amas de noyaux pigmentés. Au centre, dégénérescence granuleuse.

CARACTÈRES ANATOMO-PATHOLOGIQUES DE L'OSTÉOMYÉLITE
GOMMEUSE.

La division des lésions syphilitiques osseuses en deux ca-
tégories : ostéopériostite et ostéomyélite gommeuse, adop-
tée par Cornil (*loc. cit.*), nous paraît en tous points appli-
cable aux lésions tertiaires des os longs.

Bien qu'il y ait généralement un retentissement pathologique à la périphérie quand la lésion est centrale et inver-
sement, il faut évidemment adopter une dénomination indi-
quant à la fois l'origine et le siège prédominant du processus
spécifique. Aussi, tout en tenant compte de la coexistence
fréquente des lésions superficielles, nous servirons-nous du
terme d'ostéomyélite gommeuse qui répond à la généralité
des faits rapportés dans les pages précédentes.

En parcourant les quelques observations que nous avons
réunies, il nous a semblé que l'ostéomyélite gommeuse se
présentait avec des caractères anatomiques assez constants
pour qu'on puisse tenter de la différencier des autres formes
d'ostéite. Le nombre restreint des faits connus ne permet pas
certainement de tracer un tableau complet et définitif de ces
altérations pathologiques. Nous avons seulement pour but
de dresser une sorte de compte-rendu des lésions macroscopiques et histologiques signalées en insistant de préférence
sur celles qui nous ont paru être le plus caractéristiques.

Le plus souvent multiples, les foyers d'ostéomyélite gommeuse envahissent non seulement plusieurs segments du
squelette, mais se présentent souvent disséminés sur le même
os dans la substance médullaire, dans le tissu spongieux.

L'autopsie de 21 sujets (1) a donné les résultats suivants :
10 fois les lésions siégeaient sur le fémur ;
9 fois sur le tibia ;
7 fois sur le radius ;

(1) Ces chiffres sont tirés des observations publiées dans notre premier
chapitre, et des observations XVI, XXI, XXV, XXXI, XXXIII, XXXVI.

8 fois sur l'humérus.

Ces chiffres sont loin de représenter exactement la multiplicité des lésions; car, dans la plupart des cas, on a fait un examen très incomplet du système osseux. C'est une lacune d'autant plus regrettable qu'il est à présumer que bon nombre de lésions centrales évoluent d'une façon latente, donnant lieu seulement à quelques douleurs ostéocopes, mais sans provoquer à la périphérie de la diaphyse des modifications capables de fixer l'attention (obs. II, VII, IX). Pour les mêmes motifs, il est difficile de préciser *leur siège* le plus fréquent, elles paraissent cependant occuper à peu près aussi souvent le canal médullaire que le tissu spongieux des épiphyses. L'envahissement de l'articulation voisine est notée plusieurs fois; telle est, du reste, l'étiologie habituelle des arthrites tertiaires.

Suivant qu'il est *circonscrit* ou *diffus*, le syphilome médullaire ou épiphysaire se présente avec des caractères différents. Dans le premier cas, il peut, comme nous le disions, rester complètement latent. Dans le second cas, le plus fréquent, il détermine du côté des parties avoisinantes des modifications très prononcées.

1° *Syphilome diffus*. — Non seulement la diaphyse est considérablement augmentée de volume (périmètre doublé ou triplé), au niveau d'une lésion gommeuse diffuse, mais *les parties molles de la région* sont quelquefois envahies par le tissu néoplasique. Les muscles peuvent subir sur une étendue variable la transformation gommeuse; en tout cas, ils sont habituellement atrophiés, pâles, gris-rougeâtres et paraissent collés au périoste sous-jacent et à leurs gaînes aponévrotiques. Le tissu fibreux intermusculaire est lui-même épaissi, scléreux. Quelquefois, deux ou trois fistules ouvertes à l'extérieur donnant seulement issue à quelques gouttes de pus, conduisent par des trajets plus ou moins sinueux jusqu'à la lésion centrale.

Le périoste de la région malade, très épaissi, est irrégulièrement adhérent à l'os sous-jacent. Tandis qu'en certains points il n'est pas même besoin de la rugine ou du détachetendon, ailleurs il est impossible de le séparer complètement du tissu osseux. On s'explique cette différence en voyant la surface rugueuse ostéophytique, irrégulièrement trouée, qu'il recouvre. Les perforations plutôt que les saillies sont comme autant de points d'attache pour le périoste : les parties planes ou légèrement déprimées en sont séparées par une quantité variable de substance gélatineuse au début, caséeuse ou fibro-caséeuse plus tard.

L'aspect extérieur de l'os dépouillé de son périoste nous paraît être des plus caractéristiques. Que son volume soit doublé ou triplé, que sa forme soit devenue globuleuse, en massue ou en fuseau, on observe toujours, à côté d'ostéophytes nombreux, irréguliers, plus ou moins aigus, des vacuoles, des perforations de nombre et de dimensions variables. De ces perforations, les plus petites méritent seules les noms de porosités, vermoulures; mais ces dénominations ne peuvent s'appliquer à celles dont le diamètre est un peu considérable : 8 et même 10 millimètres. Sur la pièce reproduite (planche II) nous avons observé 10 ou 12 orifices ayant de 3 à 10 millimètres. Arrondis ou ovalaires, à bords mousses ou légèrement rugueux, ils constituent comme des vestibules dans lesquels viennent s'ouvrir un grand nombre d'orifices plus petits. Cette disposition, également signalée dans l'observation IV, est comparable à celle des orifices de la paroi interne de la caisse du tympan, du vestibule osseux ou de la partie profonde du conduit auditif interne. A l'état frais, ces cavités sont comblées en partie par une substance analogue à celle qui remplit les espaces sous-périostiques et la cavité médullaire, en partie par d'épaisses travées fibreuses qui partent de la face profonde du périoste pour s'enfoncer plus ou moins profondément dans l'os. Si l'on fait une coupe parallèle au grand axe d'une diaphyse, on découvre différents détails extrêmement intéressants.

Hyperostosé jusqu'à l'éburnation dans certaines parties, *raréfié ailleurs* au point d'être d'une fragilité extrême, l'os, tout en étant considérablement augmenté de volume, présente généralement une diminution de résistance des plus marquées.

L'ossification nouvelle, dont le périoste a fait à peu près tous les frais, présente une irrégularité extraordinaire de densité et de consistance. Parsemé de lacunes quelquefois très étendues, parcouru par des tunnels qui mettent en communication la substance gommeuse sous-périostique avec le néoplasme central, l'os est tellement fragile que le moindre effort suffit pour le fracturer. Ce sont les orifices extérieurs de ces conduits intra-osseux que nous avons décrits précédemment. Virchow (*loc. cit.*) a observé cette ostéite raréfiante, cette atrophie excentrique de l'hyperostose.

M. Cornil *(loco cit.)* décrivant les exostoses crâniennes de la syphilis héréditaire, signale également l'ostéite raréfiante du tissu même de l'exostose.

Dans une communication de M. Poullet à la Société de chirurgie (16 avril 1884), nous trouvons relatés les détails suivants qui concordent en tous points avec ce que nous avons observé :

« Dans l'ostéite tuberculeuse, on trouve ordinairement une perforation unique siégeant à la partie supérieure et postérieure d'un pariétal, perforation arrondie, irrégulière, taillée en biseau aux dépens de la table interne et à quelques millimètres de laquelle l'os est entièrement sain. Dans l'ostéite gommeuse syphilitique, les lésions osseuses ont l'aspect circiné des lésions cutanées ; on trouve un grand nombre de petits trous, entourés d'os condensé, éburné, de sorte que l'os, quoique perforé, est plus lourd qu'un os sain. Ces trous représentent autant de petites galeries spiroïdes analogues à la rampe du limaçon. Ces galeries finissent par amener la séquestration d'une partie de l'os qui se trouve avoir perdu ses connexions vasculaires. »

Notre maître M. le professeur Ollier considère ce mélange d'éburnation et raréfaction comme un des caractères saillants des lésions syphilitiques osseuses.

Nous tenions à mettre ces détails en évidence. On les retrouve, en effet, signalés dans tous les cas d'ostéites gommeuses. A moins qu'il ne s'agisse de syphilome médullaire circonscrit accompagné seulement d'un léger épaississement du tissu osseux voisin, nous voyons toujours décrits ces boyaux, ces tunnels, qui, parcourant l'os en divers sens, le perforent pour venir s'ouvrir à sa surface.

La portion du canal médullaire occupée par la lésion est très notablement dilatée et forme une cavité principale assez irrégulière, communiquant avec les espaces lacunaires et sous-périostiques, qui n'en sont pour ainsi dire que des diverticulums secondaires. Il est très facile de faire pénétrer de l'extérieur à l'intérieur de l'os un corps souple, un crin, par exemple, en lui faisant suivre un de ces diverticulums. Sur un os sec et macéré, on se rend très facilement compte de ces détails ; sur un os frais, la substance gommeuse forme une sorte d'injection naturelle qui rend cette disposition très évidente.

Le tissu morbide, de consistance très molle, présente un aspect assez variable, suivant la période d'évolution de la région. Gélatineux et rosé au début, il deviendrait plus tard caséeux. Bien que la coloration soit un caractère assez grossier, il nous paraît cependant intéressant de faire remarquer que toutes les fois qu'ils l'ont indiquée, les observateurs se sont servis des mots jaune d'or, jaune rosé, jaune rouillé, ocre. Il y aurait donc une différence d'aspect notable entre le détritus syphilomateux et la dégénérescence habituellement blanchâtre de la tuberculose. Ajoutons, en outre, que la caséification généralement moins étendue dans l'ostéomyélite gommeuse (Chiari) peut même manquer dans certains cas, les foyers présentant de petites dimensions. Un détail important à signaler, c'est la rareté, nous allions dire l'absence, de suppuration, observée dans tous les cas où une cause occasionnelle, un traumatisme par exemple, ne détermine pas une poussée inflammatoire aiguë. La sécheresse des lésions syphilitiques est particulièrement remarquable si on la compare aux suppurations abondantes provoquées par la tuberculose.

Bien que le processus syphilomateux (en ce qui concerne les os longs) s'accompagne assez rarement d'une nécrose de quelque étendue, une pareille terminaison est cependant possible. Il en fut ainsi chez une malade opérée par M. Ollier et dont l'observation se trouve dans le *Traité de la régénération des os*, t. II, p. 46.

2° *L'ostéomyélite gommeuse circonscrite* se présente dans la moelle sous la forme de masses arrondies, du volume d'une noisette ou d'une noix, offrant à leur centre un foyer de ramollissement de dimension variable. La consistance du tissu morbide, légèrement augmentée au pourtour de la lésion, devient de plus en plus marquée à mesure que l'affection tend à la guérison. On trouve plus tard en pareil cas, à la place occupée par la gomme, une cicatrice rayonnée, formée de tissu scléreux, lardacé. Dans le tissu spongieux des épiphyses, les lésions sont à peu près identiques. Comme dans la moelle, on observe à leur périphérie le même travail de délimitation fibreuse.

Les examens histologiques ont donné des résultats assez concordants pour qu'il soit possible d'en présenter en quelques lignes un tableau résumé suffisamment précis. Disons tout d'abord que les altérations sont à peu de chose près semblables à celles qui ont été constatées dans les lésions gommeuses des os du crâne ou de la face par MM. Cornil et Lancereaux.

Sur une coupe d'ensemble d'un syphilome médullaire, on distingue les détails suivants :

A une certaine distance de la lésion, la moelle présente ses caractères normaux ; mais à mesure que l'on examine des parties plus rapprochées du foyer, on voit les vésicules adipeuses disparaître et être remplacées par des cellules embryonnaires. La vascularisation augmente et déjà se dessine nettement une sorte de trame fibrillaire, très fine, adénoïde en certains points, plus épaisse, franchement fibreuse ailleurs. Dans cette zone existent de nombreux capillaires dilatés, variqueux, remplis de globules sanguins. Çà et là foyers hémorrhagiques disséminés. Plus près du centre, les cellules embryonnaires à noyaux peu colorés font place à de petites cellules rondes (cytoblastions de Robin) nombreuses, pressées, remplissant les mailles de la trame fibrillaire. Sur certains points, elles paraissent se désagréger pour former un détritus granuleux. Irrégulièrement disséminées au milieu de ces petites cellules rondes, existent quelques éléments cellulaires arrondis ou très légèrement fusiformes à noyau coloré. Tout à fait au centre, le tissu fibrillaire devient de plus en plus délié pour disparaître même dans les parties les plus altérées, tandis que ses mailles ne contiennent plus qu'une substance granuleuse, dégénérée, amorphe. Les capillaires, très nombreux dans la zone la plus extérieure, sont de plus en plus rares et manquent dans la zone franchement caséeuse. Suivant la remarque de M. Cornil, le système vasculaire ne nous a pas paru sensiblement altéré. M. Leloir signale cependant un épaississement des parois vasculaires, l'obstruction des vaisseaux par des cellules endothéliales proliférées et des globules blancs altérés. Ces lésions vasculaires sont certainement infiniment moins prononcées que celles que l'on observe dans les processus tuberculeux.

Le noyau gommeux se développe-t-il dans le tissu spongieux, on note dans la zone extérieure une ostéite raréfiante des plus manifestes : les lamelles osseuses présentent les érosions lacunaires caractéristiques, les cellules adipeuses qui remplissent les espaces médullaires disparaissent pour faire place aux cellules et au tissu adénoïde décrits précédemment. Comme dans la moelle, il se fait à la périphérie un travail de limitation scléreuse, tandis qu'au centre se produit la caséification. Les fibrilles entrecroisées en divers sens forment comme des broussailles et paraissent provenir, en s'irradiant, ici d'un fragment osseux en voie de destruction, là du pourtour d'un capillaire. Lorsque la lésion se trouve peu éloignée du cartilage diarthrodial, celui-ci présente les signes ordinaires de la chondrite.

Si nous employons de préférence à tout autre le terme d'ostéomyélite gommeuse, ce n'est pas seulement parce que la plupart des faits que nous avons pu recueillir démontrent l'*origine centrale* des lésions, c'est aussi parce que nous considérons la moelle sous-périostique ou centrale comme le siège même du processus pathologique.

Dans son *Traité des maladies vénériennes* (p. 648-649),
M. Julien écrit les lignes suivantes relatives aux lésions
observées dans la période secondaire sur le système osseux :
« On trouvera sans doute étonnant que nous décrivions à
cette place les lésions qui vont nous occuper. Mais on ne
saurait contester aujourd'hui que les os ne jouent un rôle
important dans le phénomène de l'hématopoïèse. Les cellules
médullaires, si parfaitement semblables aux globules blancs
du sang, sont à n'en pas douter des cellules lymphatiques. Au
reste, la présence au sein de ces éléments de granulations
rouges ou brunes, détritus probable d'hémoglobine, permet
de penser que les globules rouges subissent dans la moelle
un processus destructif absolument comparable à celui qui
se passe dans la pulpe splénique. Dès lors, pourquoi sépa-
rerions-nous les lésions médullaires de celles qui peuvent at-
teindre le parenchyme de la rate ? Que ceux, du reste, qui
seraient tentés de nous reprocher le rôle prépondérant que
nous attachons à l'élément lymphatique ou mieux lymphoïde,
jusque dans les maladies superficielles de l'os, veuillent bien
se souvenir que, même chez les sujets arrivés au terme de
leur croissance, la face interne du périoste est doublée d'une
mince couche médullaire formant avec celle de la moelle un
tout continu, de telle sorte que l'os peut être considéré comme
baigné dans cette substance. Ces données physiologiques,
que tous les auteurs spéciaux ont eu le tort de négliger jusqu'ici, vont nous rendre singulièrement intelligibles les lésions précoces du squelette. Quoi de plus rationnel, en effet,
que d'attribuer le soulèvement du périoste à la tuméfaction
de la couche médullaire qui le tapisse et qui, fatalement,
comme la rate, comme les amygdales ou tout autre organe
lymphoïde subit l'influence du virus ; et ces douleurs, dont
l'os devient le siège vers la même époque, ne dénotent-elles
pas qu'un semblable phénomème se passant au sein de la
moelle met en jeu la sensibilité de cet organe, si vive, on le
sait, à l'état pathologique ? »

Ces considérations, applicables aux manifestations secondaires, le sont aussi, croyons-nous, aux lésions tertiaires du

tissu osseux. La fréquence des lésions centrales médullaires, leur existence souvent isolée permet de croire que le plus fréquemment la localisation primitive a lieu au centre de l'os. De là, le processus spécifique s'étend aux parties avoisinantes, très probablement par l'intermédiaire des canaux de Hawers, espaces médullaires minuscules qui mettent si largement en communication la moelle sous-périostique et la moelle centrale. *Si la lésion reste cantonnée* dans son lieu d'origine, ou bien elle s'entoure simplement d'une coque fibreuse sclérosée, ou bien elle détermine du côté de la diaphyse un degré variable d'hyperostose. *Si l'ostéomyélite prend la forme diffuse*, l'os nouveau, loin d'être éburné, solide comme celui qui entoure les séquestres de l'ostéite dite de croissance, est envahi par des traînées gommeuses, serpigineuses qui le trouent et le perforent en tous sens. La rareté de la nécrose s'explique par l'intégrité à peu près complète du système vasculaire. Ces diverses lésions peuvent se réparer soit spontanément, soit surtout, comme le démontre l'observation clinique, sous l'influence d'un traitement spécifique. L'os volumineux et raréfié tout à la fois acquiert une solidité de plus en plus grande; les perforations, les trous, les tunnels diminuent de nombre et de calibre en même temps que la substance fibrillaire et le détritus granuleux sont remplacés par de solides travées fibreuses. C'est dans ce sens que nous avons interprété les lésions remarquables que présentait le fémur gauche du sujet de notre seconde observation. L'inefficacité du traitement spécifique dans certains cas s'explique par la destruction trop étendue du tissu osseux. Lorsqu'il existe des séquestres, l'intervention chirurgicale est nécessaire.

L'époque généralement tardive, à laquelle apparaît l'ostéomyélite gommeuse, ne nous permet pas de bien établir *l'influence que peut avoir ce genre de lésions sur l'accroissement des os.*. Sur le sujet de notre seconde observation (âge 61 ans), les deux fémurs étaient de la même longueur; il en était de même des deux humérus, le gauche étant absolument intact. Voici les quelques notes que nous avons recueillies sur ce point de la question :

Dans un mémoire publié en 1872 (*Gazette hebdomadaire*) sur l'influence de l'ostéite, sur l'accroissement des os, M. A. Poncet cite, à l'appui de l'opinion, que l'accroissement interstitiel est possible dans quelques cas, une observation recueillie dans le service de M. le professeur Gailleton. Il s'agit d'une femme de 41 ans, atteinte depuis deux ans d'une ostéo-arthrite syphilitique du coude droit. A l'autopsie, les deux membres étant complètement dépouillés des portions molles et mesurés comparativement, on trouve l'humérus malade plus long de 8 millimètres. D'autre part, Petersen (*St-Petersbourg med. Wochen.*, 1880, n° 47, p. 383-5), à propos d'un cas d'absence partielle du radius chez un homme syphilitique, admet qu'il s'agit, en pareil cas, non d'un vice de conformation congénital, mais d'une difformité reconnaissant la syphilis pour cause. Le radius gauche était réduit à l'état de cordon fibreux reliant la tête radiale à l'apophyse styloïde; le cubitus existait, mais avait un centimètre de moins que l'autre. Le sujet était un adulte, syphilitique depuis l'âge de 2 ans 1/2, ne présentant pas d'autres anomalies; les doigts étaient normaux. Petersen a réuni à cette occasion les faits d'absence du radius; sur 24 cas, deux fois la syphilis est notée, et c'est dans ces deux cas seulement que la main était normale. Dans tous les autres, il y avait des anomalies dans le nombre et la disposition des doigts.

Chapitre II.

Du rôle étiologique et pathogénique de l'ostéomyélite gommeuse dans les fractures attribuées à la syphilis.

Si l'on peut très vraisemblablement rattacher à la cachexie temporaire créée par une syphilis concomitante le retard de consolidation d'une fracture (comme le démontre l'observation de M. Dron (1), il est difficile de rapporter à une modi-

(1) *Influence de la syphilis sur la réparation des fractures.* Congrès de Nantes, 1871.

fication générale vague, mal définie, survenue dans la résistance, la densité du tissu osseux, la fracture qui se produit
sous l'influence d'une cause insignifiante. Avant d'affirmer
que la syphilis rend le squelette fragile, on aurait dû d'abord
démontrer qu'un os de syphilitique, os indemme de toute
lésion localisée (ostéopériostite, ostéomyélite), présentait
d'une façon évidente une diminution de résistance, de densité. Sans vouloir aucunement nier la possibilité de pareilles
altérations pathologiques, nous les tenons pour hypothé-
tiques jusqu'à plus ample informé. Les nombreux travaux
publiés dans le but de démontrer que les fractures guéris-
sent aussi bien chez les syphilitiques que chez les autres
sujets exempts de cette affection viennent encore appuyer
notre opinion.

Dans son article sur les maladies des os (Handb. Pitha,
und Billroth. Bd. Il. Abth. II, 1865), Volkmann rattache
les faits d'atrophie, de fragilité des os décrits chez les syphilitiques à des lésions d'ostéite gommeuse. Telles sont aussi
les idées exprimées par MM. Lancereaux, Fournier, idées re-
produites par M. Borel dans sa thèse inaugurale sur l'étiologie des fractures pathologiques (Paris, 1879). Tout récem-
ment, dans une thèse intéressante sur les fractures chez les
syphilitiques (Paris, 1884), M. Gellé arrive à cette conclu-
sion encore trop éclectique selon nous : « 2° La syphilis acquise, presque toujours à la période tertiaire :

1° Constitue une cause prédisposante aux fractures, cause
qui apparaît des plus nettes dans nombre de fractures spontanées, soit que la syphilis ait engendré une altération générale du système osseux, comme paraissent le démontrer
quelques observations, soit qu'elle ait déterminé une lésion
locale qui ait diminué en ce point la résistance de l'os.....»

Il nous a paru utile de présenter résumées, à la fin de ce
chapitre, les observations cliniques qui se rattachent à cette
question. Elles forment un ensemble de pièces justificatives
intéressant à parcourir.

Malgré la concision et l'ancienneté de quelques-unes de
ces observations, leur analyse m'en démontre pas moins

l'importance du rôle de l'ostéomyélite gommeuse dans l'étiologie et la pathogénie des fractures spontanées attribuées à
la syphilis. A l'exception de l'observation de Pellizari (obs. 31,
enfant, syphilis acquise), tous les sujets étaient *adultes ;* la
plupart d'entre eux offraient des *lésions tertiaires variées* ;
18 fois il existait des *exostoses multiples.*

Généralement, c'est après avoir été le siège de *douleurs*
(notées 19 fois), de *gonflements* (14 fois), ou même d'une
ostéite suppurée (2 fois), que l'os raréfié s'est brisé sous l'influence de cause insignifiante.

Neuf fois seulement nous ne trouvons signalé aucun
symptôme pouvant faire songer à une altération préalable du
tissu osseux. Est-ce à dire que ces chiffres puissent être invoqués en faveur de l'hypothèse d'une raréfaction générale
du squelette ? Nullement ; ils perdent toute leur valeur, étant
donné l'insuffisance et la brièveté des observations. Celles de
Venot, si peu détaillées, si peu explicites, citées habituellement lorsqu'il s'agit de cette question, ne sont pas démonstratives. *Aucun fait anatomique n'établit l'existence d'une*
fracture par raréfaction simple sans lésion localisée. Les
quatre ou cinq lignes que Venot consacre à la relation d'une
autopsie ne nous prouvent pas que « le radius, le cubitus,
qui se cassèrent dans une traction exercée sur le bras droit
pour soulever le cadavre », étaient indemnes de lésions.
A-t-on mis à nu ces os par la dissection, les a-t-on ouverts
à la scie ? L'observation est muette sur ce point.

Souvent plusieurs segments du squelette furent fracturés ;
39 sujets ont présenté 52 fractures. L'humérus (18), le fémur
(12) et la clavicule (12) ont été les os les plus fréquemment
lésés. Viennent ensuite le radius (5), les côtes (2), le tibia (1)
et la rotule (1). Un peu moins de la moitié de ces fractures
(24) se consolida, mais la plupart du temps avec lenteur. 6 fois
il y eut pseudarthrose ; et chez un malade le cal se fractura
itérativement (obs. 34). 3 fois le foyer suppura ; dans un cas,
le chirurgien fut conduit à pratiquer l'amputation de la
jambe au-dessous du genou (obs. 11). Dans un fait de Chassaignac, cité par Delens (obs. 23), la résection sous-périostée,

pour ostéite gommeuse de l'extrémité sternale de la clavicule, aurait été suivie d'une reproduction osseuse. Ajoutons que Willard Parker (obs. 19) aurait observé la consolidation de la fracture, mais l'impotence fonctionnelle complète du bras. Les détails manquent sur les suites de plusieurs de ces fractures.

Dans 5 cas, la mort est survenue trop rapidement pour qu'un travail réparateur ait commencé à s'établir.

Sur 39 cas, nous notons 8 morts : la cachexie (3), les accidents cérébraux (2), un état typhoïde (1), et enfin des lésions viscérales multiples (2), telles ont été dans ces différents cas les causes de l'issue fatale.

L'*existence latente de lésions gommeuses centrales*, existence établie sur des preuves anatomiques, permet d'expliquer les faits dans lesquels l'absence de signes évidents d'altérations locales pourrait faire croire à une friabilité particulière du squelette chez les syphilitiques.

Dans le but d'élucider la question de la résistance et de la densité des os chez les individus atteints de syphilis constitutionnelle, nous avons prié M. Charpy, chef des travaux anatomiques, de vouloir bien examiner à ce point de vue un os long (péroné) pris sur un sujet, âgé de 61 ans, de notre seconde observation. Le péroné, ne présentant aucune trace d'ostéite, a donné comme ténacité à la flexion mesurée au dynamomètre une résistance de 100 kil. Dans les mêmes conditions, un péroné d'adulte résiste à 250 ou 300 kil., et un péroné de vieillard à 150 kil. Une fragilité de 100 kil. ne se rencontre que dans l'extrême vieillesse (75-85 ans).

La *densité* de la diaphyse était de 1,50, celle de l'adulte étant de 1,60 à 1,80 ; celle du vieillard étant de 1,55 en moyenne. Ces quelques chiffres tendraient à faire croire qu'il y a *peut-être* chez les syphilitiques une sénilité prématurée du squelette.

Observations.

Obs. I. — Marcus Donatus rapporte l'histoire d'un Portugais affecté depuis plusieurs années d'une syphilis constitutionnelle avec tumeurs to-phacées sur divers os, qui enfin paraissaient avoir cédé aux frictions mer-curielles. Un jour, en jetant à un de ses compagnons une moitié d'orange, il se fit une fracture à l'humérus droit : la consolidation était à peine achevée qu'en étendant le bras hors du lit pour prendre le pot de cham-bre, il se cassa l'humérus gauche, qui se consolida également bien. (Mal-gaigne, *Traité des fractures*, tome I, p. 16).

Obs. II. — Sellien (1776). Sous-officier, qui se fractura l'humérus en voulant donner un coup de canne à un soldat : guérison rapide. Il avait eu une carie nécrotique crânienne quelque temps auparavant. (Gurlt, *Knochenbruche*, t. I, p. 179).

Obs. III.— Olof Acrel (1776). Femme de 40 ans, syphilitique, se fractura, sans cause appréciable, l'humérus dans le point exact qui était depuis un an le siège de douleurs persistantes nocturnes. Manifestations tertiaires multiples. Guérison de la fracture en sept semaines : traitement antisyphi-litique. Un mois plus tard, nouveau traitement pour un tophus qui s'était montré sur un fémur. (Gurlt, *loc. cit.*)

Obs. IV. — Ant. Manzoni (1795). Soldat soumis à un traitement anti-syphilitique à cause de douleurs nocturnes extrêmement vives siégeant dans l'humérus droit ; fracture de l'humérus par un simple mouvement : un examen plus attentif montre une exostose allant du milieu de l'humé-rus fracturé jusqu'au coude. Guérison en un mois. (Gurlt, *loc. cit.*

Obs. V. — Earle (1822). Femme, soumise au traitement antisyphilitique pour lésions osseuses multiples, fracture de l'humérus à deux pouces au-dessous du coude en voulant soulever une théière. Douleurs ostéocopes. Malgré un traitement mercuriel, pas de consolidation : neuf ans plus tard, traitement infructueux de la pseudarthrose par le séton caustique. (*Médec. chirurgic. transact.*, vol. XII, 1822, p. 198.)

Obs. VI. — Delpech (1823). Individu débile, se fractura le bras droit à sa partie inférieure en faisant un effort insignifiant deux ans après l'in-fection. L'endroit fracturé était habituellement très douloureux. Pas de réunion, abcès, fistule, légère amélioration, lorsque deux ans plus tard se produisit une nouvelle fracture à deux pouces au-dessous de l'ancienne. Delpech mit à découvert les extrémités fracturées, la fracture primitive était en voie de consolidation, cal mou : l'autre ne présentait aucune trace de réparation. Ablation en plusieurs fois d'un long fragment osseux, long de plusieurs centimètres ; canal médullaire dilaté, parois compactes très amincies. Plus tard, douleur, puis fracture de la clavicule gauche

au moment où le malade prenait son habit. Guérison, puis nouvelle douleur, et nouvelle fracture de l'extrémité sternale de cette même clavicule :
consolidation rapide. Au bout de trois ans, la guérison par cal fibreux de
l'humérus était assez parfaite pour que le malade pût se servir de son
bras. Un an plus tard, douleurs de tête, attaques épileptiformes, troubles
intellectuels, mort en deux mois ; pas d'autopsie. (*Chirurgie clinique de
Montpellier*, t. I, p. 460.)

Obs. VII.— Brodie (1834). Homme porteur de plusieurs exostoses syphilitiques ; l'une d'elles siégeait sur la clavicule qui se fractura. Guérison.
(Curlt, *loc. cit.*)

Obs. VIII. — Joh. Kugler (1837) a observé à la clinique de Vienne, en
1831, un ancien syphilitique qui se fractura l'humérus droit dans son lit,
sans cause appréciable. (Gurlt, *loc. cit.*)

Obs. IX. — Geisler (1839). Femme syphilitique, qui éprouvait des douleurs osseuses très vives, à peine soulagée par divers traitements, se fractura la clavicule en se soulevant dans son lit. Consolidation facile.
(Gurlt, *loc. cit.*

Obs. X.— Rimaud (1839). Homme, en se soulevant par les bras, se brise
la clavicule gauche. A l'examen, tumeur du volume d'un œuf de pigeon
à la partie moyenne de la clavicule. Le malade avoue avoir eu une vé-
role mal traitée. Exostose claviculaire à droite (Th. Gellé, p. 74.)

Obs. XI. — Arnott (1840). Syphilitique portant des lésions cutanées et
un tophus au tibia droit ; fracture à ce niveau consécutivement à une
chute ; chevauchement des fragments. Suppuration abondante. Traitement antisyphilitique, finalement mise à découvert de la fracture, pas de
séquestre. Deux mois après l'accident, amputation au-dessous du genou.
Péroné consolidé, extrémités du tibia cariées, suppurantes. (Gurlt, *loc.
cit.*, p. 600.)

Obs. XII. — S. Cooper (1841). Il y a au muséum du Collège de l'Uni-
versité un fémur appartenant à un individu qui se brisa cet os en se
retournant dans son lit. Cet accident lui arriva pendant qu'il prenait du
mercure pour des nodosités développées sur le fémur opposé (Th. Gellé,
p. 43.)

Obs. XIII. — Breschet (1842). Sujet adulte, syphilitique, qui rendait
chaque jour avec son urine une grande abondance de sels calcaires et
qui s'était fracturé par la seule force des contractions musculaires plusieurs fois les cuisses et les bras. Un traitement par le rob de Laffecteur
fit disparaître cette fragilité des os. Chose remarquable, les membres
fracturés étant immobilisés dans un appareil, se consolidaient parfaitement bien. (Th. Gellé, p. 51.)

Obs. XIV. — Venot (1847). Homme de 24 ans, soumis à diverses reprises au traitement mercuriel : porteur d'une exostose au tibia droit, d'érosions au nez et à la lèvre supérieure. Fracture de la rotule en se soulevant dans son lit. Écartement considérable des fragments. Traitement local : iodure de potassium à l'intérieur. Consolidation régulière.

OBS. XV. — Id. (1847). Femme de 28 ans, tertiaire en voie de guérison, se fracture la clavicule gauche en passant la manche de sa robe. Bandage. Traitement antisyphilitique. Guérison.

OBS. XVI. — Id. Femme de 27 ans, accident primitif il y a cinq ou six ans; pas de traitement régulier. Etat général peu satisfaisant. Lésions tertiaires multiples. Une infirmière, en déposant sur le lit de cette malade la boîte à pansement, l'appliqua juste, mais sans effort, sur sa cuisse malade et lui cassa le fémur comme elle aurait brisé un tube de verre. Etat cachectique; mort 28 jours plus tard. Aucun travail de consolidation n'était commencé entre les deux fragments ; le tissu osseux fut trouvé comme ayant une faible cohésion. La plus légère torsion des côtes suffisait à les briser. La substance dite compacte des os des membres résistait si faiblement que le radius et le cubitus se cassèrent dans une traction exercée sur le bras droit pour soulever le cadavre. (Venot, *Gazette médicale de Paris*, 1847.)

OBS. XVII. — Stanley (1849). Femme de 30 ans, traitée l'année précédente pour des accidents secondaires. Après avoir souffert environ un mois dans le bras, se fractura l'humérus en soulevant une chaise légère. La fracture se fit au niveau de la région douloureuse. Consolidation en cinq semaines. (Gurlt, p. 182.)

OBS. XVIII. — Chadwich (1854). Homme de 30 ans, syphilis à 16 ans ; accidents syphilitiques à quatre reprises différentes ayant nécessité un traitement mercuriel. Il se fractura l'humérus droit en soulevant de son lit un petit enfant : quinze mois après, il se fractura l'humérus gauche en retirant une casserole du feu ; pendant sept ou huit ans, nouvelles fractures des membres supérieurs et inférieurs ; pendant les trois ou quatre dernières années de sa vie, il ne pouvait marcher qu'avec des béquilles. Une fois, il se fractura le fémur en repoussant une chaise avec le pied. (Th. Gellé, p. 53.)

OBS. XIX. — Willard Parker (1857). Apothicaire, 38 ans, se fractura l'humérus droit en voulant arracher une dent : souffrait dans ce bras depuis un an. Tuméfaction très notable du tissu osseux voisin de la fracture. Douleurs nocturnes dans la tête et les membres. Les accidents rattachés à la syphilis tertiaire furent traités comme tels ; la fracture guérit facilement, néanmoins le bras resta très faible et tout à fait inutile. (Gurlt, *loc. cit.*, p. 122.)

OBS. XX. — A.-C. Robert (1860). Homme de 50 ans. Chancre infectant à l'âge de 20 ans, attesté par des cicatrices très visibles; n'aurait jamais eu d'accidents ni secondaires ni tertiaires. Il y a deux ans, douleurs rhumatoïdes dans les membres inférieurs ayant persisté dix-huit mois. En descendant paisiblement l'escalier de sa maison, il y a quelques jours, il sentit un craquement dans la cuisse droite : il tomba et ne put se relever. Appareil de Scultett. Iodure de potassium à l'intérieur; au bout de deux mois, consolidation satisfaisante. (*Conférences de clinique chirurgicale*, p. 198.)

Obs. XXI. — Volkmann (1864). Sujet porteur de lésions syphilitiques anciennes (ostéite gommeuse du crâne, de la clavicule), se fractura le radius gauche en se retournant dans son lit. L'autopsie montra qu'il s'agissait d'une gomme médullaire centrale ayant altéré l'os à un tel degré qu'il restait seulement deux ponts osseux de la largeur de 2 lignes réunissant les deux moitiés supérieure et inférieure du radius. L'individu avait 56 ans; infecté depuis 16 ans, téguments intacts. (*Pitha und Billroth*, II; Abt. II, A., p. 360.)

Obs. XXII. — Delens (1864). Femme de 40 ans. Accidents syphilitiques multiples depuis 8 ans. Tumeurs gommeuses multiples. Il y a douze jours, en soulevant une cruche d'eau, craquement violent dans l'épaule gauche. A son entrée à l'hôpital, tumeur osseuse du volume d'une noix au niveau de la fracture. Immobilisation; iodure de potassium. La consolidation s'est fait attendre plus de trois mois.

Obs. XXIII. — Id. (D'après Chassaignac). Femme de 40 ans. Syphilitique. Craquements douloureux, douleurs, et plusieurs années plus tard, ostéite suppurante à l'union du tiers interne avec le tiers moyen de la clavicule droite : perforation des téguments. Ablation des deux tiers internes de la clavicule. Conservation du périoste : reproduction osseuse. (*Archives générales de médecine*, 6e série, t. XXV, 1875.)

Obs. XXIV. — Paul (1867). Femme de 30 ans, pseudarthrose de la cuisse gauche; traitements variés commencés en juillet, continués jusqu'en octobre. A ce moment, en changeant la malade de lit, fracture du fémur droit; quelques jours plus tard, fracture des deux avant-bras sous l'action d'une cause tout aussi insignifiante. État typhoïde pendant huit jours. Mort, pas d'autopsie. La malade avait eu la syphilis; exostoses et douleurs dans le tibia droit. Inutilité du traitement antisyphilitique. (Th. Gellé, p. 107.)

Obs. XXV. — Elliot (1869). Homme de 26 ans, syphilitique depuis sept ans; manifestations graves, se fait une fracture spontanée de l'humérus : deux mois après, la fracture parut guérie, et cinq mois après, mort d'albuminurie. Autopsie : fortes couches périostiques autour de la fracture, et avec cela trous pénétrant jusqu'à la moelle; pas de séquestres, pas de pus. Consolidation fibreuse. (Th. Gellé, p. 73.)

— 42 —

Obs. XXVI. — Gosselin (1873). Homme de 40 ans. Chancre syphilitique il y a dix ans. Il y a dix mois, tumeur du volume d'un petit pois indolore au niveau de la partie moyenne de la clavicule droite. Il y a cinq jours, en chargeant une tablette de marbre sur le dos d'un autre individu, il sentit dans l'épaule droite, au niveau de la clavicule, une douleur vive avec craquement : impotence fonctionnelle du membre supérieur correspondant. On constate l'existence d'une tumeur de la grosseur d'une noix au niveau de la fracture. Immobilisation. (*Cliniques chirurgic.*, tome I, p. 412.)

Obs. XXVII. — Marchand (1875). Homme de 35 ans. Syphilis il y a quatre ans, fracture de la 10e côte gauche provoquée par un accès de toux ; au niveau de ce point, le malade avait ressenti pendant plusieurs mois des douleurs névralgiformes intolérables qui avaient été attribuées à une névralgie intercostale. (Th. Gellé, p. 39.)

Obs. XXVIII. — Berger (1875). (Cas de Gross). Jeune homme syphilitique qui se fractura l'humérus à la partie moyenne en lançant un morceau de bois à quelqu'un. Santé faible au moment de l'accident ; mais sous l'influence des toniques, de l'iodure de potassium, la consolidation se fit dsns le temps ordinaire. (Th. Ag. 1875.)

Obs. XXIX. — Nœdopil (1878). Homme de 32 ans, employé, a eu 10 ans avant un chancre induré. Il y a 2 ans, éruption syphilitique sur le front. Pendant 6 semaines, douleurs vagues dans la cuisse gauche : un jour, il s'affaisse en marchant sur un sol plat : le fémur était fracturé un peu audessus de sa partie moyenne. Consolidation en 10 semaines. Un an après, à la suite d'un léger faux pas, fracture du fémur droit à la partie moyenne : Depuis 8 semaines existaient des douleurs violentes dans ce membre. Guérison en 10 semaines. Iodure de potassium (Th. Gellé, p. 47.)

Obs. XXX. — Bouilly (1880). Femme de 34 ans ; il y a 4 mois, douleur, gonflement puis ulcération au niveau de la clavicule gauche, craquements à ce niveau en voulant soulever un seau. Nécrose d'une certaiue étendue de la clavicule (3 à 4 centimètres.) Traitement mixte. 25 jours plus tard, issue spontanée du séquestre. Guérison. Antécédents négatifs. (*Gazette médicale de Paris* 1880, p. 610-612.)

Obs. XXXI. — Pellizari (1880). Enfant de 14 mois, porteur de syphilides papulo-squameuses plantaires et d'une affection très douloureuse du radius droit qui était deux fois plus volumineux que celui du côté gauche à son tiers moyen. Amélioré par les frictions mercurielles. L'enfant succombe à une bronchite. A l'autopsie, on vit que dans sa moitié inférieure, le radius était gonflé en massue, brisé à l'union du 1/3 moyen et du tiers inférieur, mais les fragments étaient réunis par du périoste épaissi. Dégénérescence gélatineuse remplaçant le tissu osseux. Amincissement de la coque. Le processus né manifestement dans la moelle s'étendait progressivement à la périphérie. Les 9/10 de la circonférence étaient fracturés. L'enfant aurait été infecté par sa nourrice. (*Centralblat für Chirurg*, n° 15, p. 23.)

OLS. XXXII. — Dreschfeld (1880). Homme de 36 ans, infecté il y a 16 ans. Depuis 2 ans, douleurs dans les membres ; il y a 6 mois, tuméfaction de la clavicule droite, douleur dans l'épaule gauche, puis tuméfaction périarticulaire gênant les mouvements ; gomme du cuir chevelu, du sterno-mastoïdien. Tuméfaction et fracture de la neuvième côte. Fracture de la clavicule droite dans le point tuméfié. Traitement anti-syphilitique. Disparition des accidents. Guérison des fractures. (*Medic. Times and Gazette*, 1881, 2 p. 183.)

OBS. XXXIII. — Neumann (1882). Homme de 47 ans. Depuis 12 ans, tumeurs gommeuses cutanées : en trai'ement depuis un an. Dans l'automne 1880, douleurs dans le bras droit qui devint subitement impotent et beaucoup plus douloureux à la suite d'un mouvement brusque du malade dans son lit. Ultérieurement, abcès au 1/3 supérieur du bras. Une incision donna issue à du pus et à des parcelles osseuses. Les trajets fistuleux se fermèrent au bout de 40 semaines à la suite d'un traitement local. A l'entrée du malade à l'hôpital, on note une adénopathie syphilitique des cicatrices et une tuméfaction marquée de la clavicule droite. A un travers du doigt au-dessous du col chirurgical de l'humérus, pseudarthrose très mobile. Gomme de l'avant-bras envahissant le long supinateur, les radiaux et les extenseurs. Mort 13 jours plus tard. A l'autopsie, altération syphilitique du foie, de la rate, des reins. Pour Neumann, les os sont plus fragiles chez les syphilitiques seulement lorsqu'ils sont le siège de lésions. (*Wiener medic. Blœtter*, 1882 n° 51).

OBS. XXXIV. — Robert (1883). Homme de 35 ans. Syphilis il y a 14 ans ; en août 1883, fracture de la cuisse droite au 1/3 supérieur à la suite d'une chute faite sur une pelouse unie et sans accidents de terrain. Cinq mois après, marche avec des béquilles. Six mois après l'accident, fracture du cal nécessitant un séjour au lit de 3 mois. Marche avec un appareil de Mathieu. Traitement interne. (Th. Gellé, p. 80.)

OBS. XXXV. — Breda (1884). Femme de 57 ans. Au dire de la malade, pas d'antécédents vénériens. En 1883, douleurs et tuméfaction sur différents points (côtes, clavicules, crâne.) En 1882, fracture spontanée de la clavicule gauche, manifestations syphilitiques non douteuses. Traitement interne. Guérison complète. L'auteur émet l'opinion qu'il s'agissait d'une fracture spontanée occasionnée par une ostéite et une ostéomyélite gommeuse. (Th. Gellé, p. 40.)

OBS. XXXVI. — Debove (1884). M. Debove lit une note intitulée : Des

fractures spontanées syphilitiques. Il s'agit d'une pièce anatomique recueillie à Bicêtre et provenant d'un individu qui en 1881 avait eu au niveau du radius gauche, vers le 1/3 inférieur, une fracture déterminée par
le heurt que produit le canon du fusil tombant dans la paume de la
main, dans le deuxième temps de la charge. Or, au niveau même où se
produisit la fracture, existait une lésion osseuse de nature syphilitique
pour laquelle le malade avait fait un séjour au Val-de-Grâce. Il semble
évident que cette altération du tissu osseux a servi de cause prédisposante à la fracture, vu le peu d'intensité du traumatisme. Par suite d'un
traitement chirurgical absolument défectueux et sans doute aussi à
cause de la lésion osseuse antérieure, la consolidation ne se produisit pas
et l'on peut voir sur la pièce que M. Debove place sous les yeux de la
Société une pseudarthrose manifeste. Ce malade présenta d'ailleurs par la
suite d'autres accidents syphilitiques et principalement des lésions du
côté du système osseux. (*Société médic. de Paris*, 5 avril 1884.)

CONCLUSIONS.

A. La rareté des observations d'ostéomyélite gommeuse
des os longs paraît tenir à l'insuffisance des recherches nécroscopiques. Ces lésions généralement multiples existent
souvent, du reste, à l'état latent.

B. Caractérisées au point de vue macroscopique :

a) Par les porosités, les vermoulures, les trous et les tunnels qui sillonnent la coque diaphysaire, les productions
osseuses nouvelles et font communiquer les espaces sous-
périostiques avec le canal médullaire généralement dilaté ;

b) Par la coloration jaune rosé ou jaune d'or de la substance qui remplit ces cavités et sinus intra-osseux ;

c) Par leur sécheresse ;

d) Par la rareté de séquestres de quelque étendue.

Ces lésions sont encore remarquables au point de vue
histologique :

1° Par l'existence d'un tissu fibrillaire adénoïde contenant
dans ses mailles une masse considérable de petits éléments
cellulaires, dont une partie est en voie de désintégration
granuleuse ; à la périphérie des lésions existe souvent un
processus de limitation scléreuse ;

2° Par l'absence de lésions notables du système vasculaire.

C. La réparation des parties osseuses atteintes d'ostéo-myélite gommeuse paraît due à un processus de sclérose osseuse et fibreuse.

D. Les fonctions hématopoïétiques de la moelle osseuse permettent de considérer ces lésions comme offrant de grandes analogies avec celles des ganglions, de la rate....

E. La syphilis tertiaire rend les os plus fragiles par ses manifestations locales ; l'existence d'une atrophie, d'une raréfaction générale du squelette est encore à démontrer. A l'exception de quelques chiffres que nous citons, il n'existe sur cette question aucune donnée suffisamment précise. Aucun fait anatomique n'établit l'existence d'une fracture par raréfaction simple, sans lésions localisées.

EXPLICATION DES PLANCHES

Planche I (observation I).

A, A, canaux, tunnels intra-osseux.
B, B, dépressions sous-périostiques.
C, canal médullaire dilaté, rempli de détritus caséeux jaune-rouillé.
D, trait de la fracture (autant que le permettait de le croire l'altération osseuse).

Planche II (observation II).

A, A, vestibules sous-périostiques dans lesquels viennent s'ouvrir un grand nombre de petits canalicules.
A, lacune intra-osseuse communiquant avec une dépression sous-périostique.
B, B, lacunes intra-osseuses.
C, canal médullaire dilaté contenant une moelle grisâtre, de consistance assez grande.
D, Ostéophytes périphériques.

Nous devons les deux dessins suivants à l'obligeance de M. le Dr Mondan.

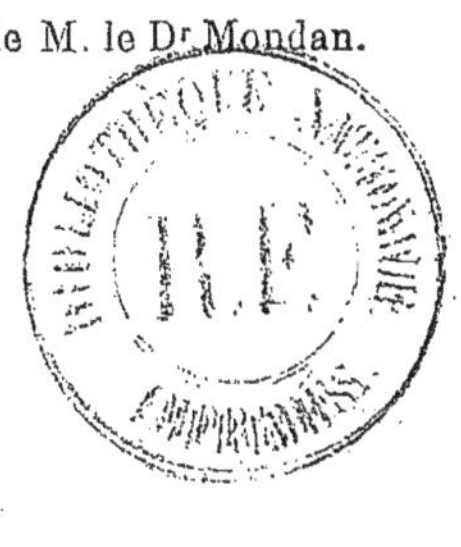

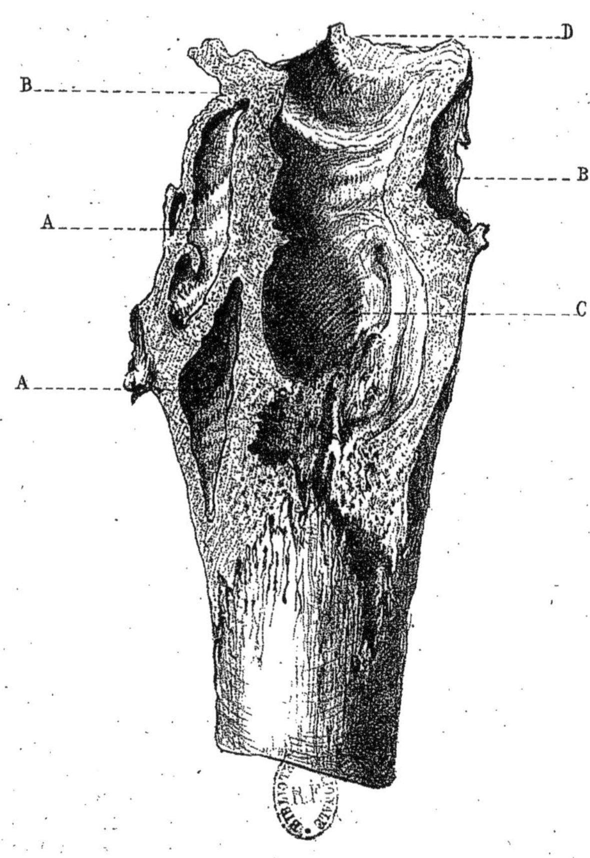

G. MONDAN DEL.

Mme DAVID-FUGÈRE LITH.

PL. II

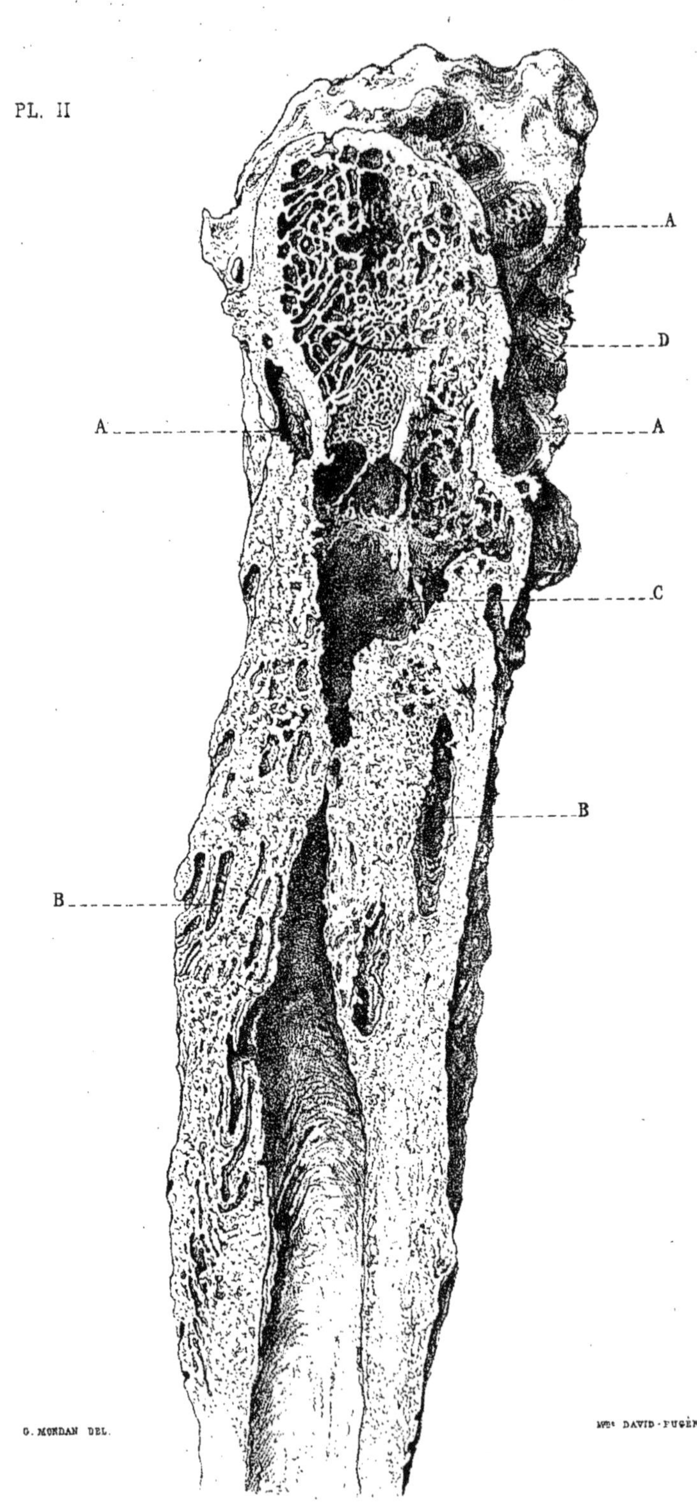
A
D
A
A
C
B
B
G. MONDAN DEL.
M DAVID-FUGÈRE LITH.

123